Thomas Haenel

Außergewöhnliche Facetten der Sexualität

Thomas Haenel

Außergewöhnliche Facetten der Sexualität

Psychologische, gesellschaftliche und kulturelle Phänomene

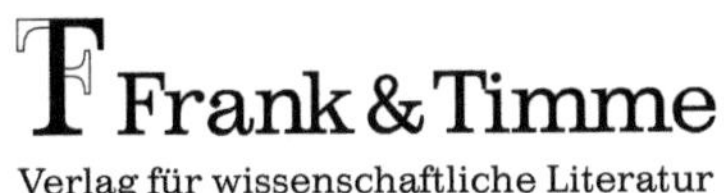

Umschlagabbildung: Gustav Klimt, „Der Kuss (Liebespaar)“, 1908, Inventarnummer: 912

ISBN 978-3-7329-0786-1
ISBN E-Book 978-3-7329-9179-2

Herstellung durch Frank & Timme GmbH,
Wittelsbacherstraße 27a, 10707 Berlin.
Printed in Germany.
Gedruckt auf säurefreiem, alterungsbeständigem Papier.

www.frank-timme.de

Inhaltsverzeichnis

Einleitende Bemerkungen

Ein Mangel an Literatur zum Thema Sexualität besteht wahrhaftig nicht. Besonders in den vergangenen Jahrzehnten wurde darüber viel publiziert in Zeitungen, Zeitschriften sowie in Sach- und Fachbüchern. Das Thema ist grundsätzlich so alt wie die Menschheit selbst. Dennoch sind die Anschauungen und die Gepflogenheiten in den verschiedensten Ländern und zu den verschiedensten Zeiten völlig andere und variieren von Generation zu Generation. So schildert etwa Stefan Zweig in „Die Welt von gestern“ die Welt der Sexualität im Wien der Jahrhundertwende (um 1900) sehr anschaulich und kontrastreich. Ein offizielles Thema war Sexualität damals in der Gesellschaft nicht, sondern eher nur ein störendes Element, das dem bürgerlichen Anstand widersprach!

Es geht nicht darum, zu den vielen bestehenden Büchern, die sich – zumindest teilweise – eines recht guten Niveaus erfreuen, ein weiteres hinzuzufügen, sondern darum, innerhalb des Gesamtrahmens von Sexualität einzelne Kapitel darzustellen, die vielen nur wenig bekannt sein dürften. Im ersten Teil kommen diejenigen Themen zur Sprache, die meinem Erfahrungshorizont als Psychiater entsprechen. Diese sind Laien im Allgemeinen wenig oder nicht bekannt und auch manche Ärzte und Psychologinnen dürften etwa das Koro- und das Couvade-Syndrom nicht kennen. Das Thema Antidepressiva und Sexualität ist in den letzten Jahren auch in der Laienpresse zur Sprache gekommen. Häufig aber wurde es unsachlich, um nicht zu sagen willkürlich oder falsch dargestellt. Auch bei der Kleptomanie geht es nicht darum, Gegenstände in einem Selbstbedienungsladen zu entwenden, ohne dafür bestraft zu werden: Eine solche Definition würde definitiv zu kurz greifen. Auch dass eine Suizidhandlung aus sexuellen Gründen vollzogen wird, dürfte für viele auf den ersten Blick wenig einfühlbar und nachvollziehbar sein.

Mehrere Kapitel haben nichts oder zumindest nicht direkt mit meinem Fachgebiet Psychiatrie zu tun. Sie sind eher als kulturell, gesellschaftlich, politisch oder religiös einzustufen. Die einzelnen Themen sind von mir willkürlich ausgewählt worden. Da irgendeine Form von Vollständigkeit sowieso nicht angestrebt werden konnte, unterlagen sie einer subjektiven Auswahl. Die meisten Leser dürften z.B. wenig Ahnung davon haben, wie die Nationalsozialisten im sog. Dritten Reich zur Sexualität eingestellt waren. Manche dürften sich vielleicht auch am Begriff Sklaverei stoßen, von der viele glauben, dass sie Jahrhunderte hinter uns liegt.

Ich habe also versucht Themen zu behandeln, die in der Regel entweder eher selten oder nur am Rande abgehandelt werden oder die mir von besonderem Interesse erschienen oder die oft zu einseitig dargestellt werden. Dort, wo es mir möglich war, habe ich eigene Erfahrungen mit Patienten und Fallbeispiele einfließen lassen. Jedes Kapitel ist eine Einheit für sich. Der Leser darf sich also frei fühlen, einzelne Kapitel willkürlich herauszugreifen und ist nicht gezwungen, wie in einem Roman von der ersten Seite bis zum Schluss zu lesen, um ein wirkliches Lesevergnügen zu haben.

Obschon ich bemüht war, bei meinen Ausführungen die männliche und weibliche Form zu berücksichtigen, habe ich dies manchmal auch unterlassen, da der Lesefluss dadurch gestört würde. Ich bin mir bewusst, dass ich damit nicht der neuesten Form des heute Gebräuchlichen entspreche, doch haben mich bisher sämtliche Bemühungen um sog. Geschlechtsneutralität nicht zu überzeugen vermocht.

Thomas Haenel Basel, im Frühjahr 2021

1 Der Liebeswahn

Der Begriff „Wahn" ist uns allen bekannt und geläufig, er wird in Laienkreisen oft assoziiert mit dem Begriff Schizophrenie, oder man denkt etwa an den Verfolgungswahn, den Größen- oder an den Bestehlungswahn bei alten, dementen Patienten. Im Zusammenhang mit Liebe ist der Begriff aber viel weniger bekannt oder wird oft falsch verstanden.

Der Wahn gehört zu den Denkstörungen und kommt in Form von Wahnideen zum Ausdruck, die definiert werden als „Gedanken und Urteile, die inhaltlich eindeutig falsch sind, von deren Richtigkeit aber der, der sie hat, absolut überzeugt ist" [20]. Der Wahn kennzeichnet sich durch eine Kritiklosigkeit, durch eine Unbeeinflussbarkeit und durch Irrealität. Heftig ineinander Verliebte können für Außenstehende manchmal beinahe als Wahnkranke empfunden werden, doch entspricht dies keineswegs dem noch zu definierenden Begriff des Liebeswahns. Verliebte sind keine Wahnkranke, auch wenn Friedrich Schiller geschrieben hat: „Drum prüfe, wer sich ewig bindet, ob sich das Herz zum Herzen findet! Der Wahn ist kurz, die Reu ist lang" [160].

Beim Liebeswahn dagegen haben der oder die Betreffende die feste Gewissheit (Wahn), von einem bestimmten Menschen geliebt zu werden, ohne dass dies der Wahrheit entspricht. Während also der Zustand des Verliebtseins entweder gegenseitig oder einseitig vom Verliebten auf eine die Gefühle nicht erwidernde Person gerichtet ist, ist der an Liebeswahn erkrankte Mensch wahnhaft überzeugt, dass eine bestimmte Person in ihn verliebt sei. Argumente und selbst Beweise, die das Gegenteil dessen dartun, das der Kranke zu wissen glaubt, werden wahnhaft umgedeutet als Beweise für dessen oder deren Liebe. Nur bestimmte ungünstige Umstände hindern – aus der Sicht des Wahnkranken – das „Opfer" daran, diese Liebe auch zu zeigen. Für dieses Phänomen existieren verschiedene Erklärungsmöglichkeiten, ein Modell besagt z.B., dass der Liebeswahn – psychodynamisch gesehen – aus unerfüllter Liebessehnsucht und erotischer Unerfülltheit entsteht. „Der Kranke findet – um den Preis psychotischer Verrückung – den Wunsch im Wahn erfüllt: Der Wahn wird zur Ersatzwirklichkeit" [159].

Der Begründer der Psychoanalyse, Sigmund Freud, betrachtete das ubiquitäre Phänomen der „Verliebtheit im Dienst der Befriedigung von Sexualtrieben, die mit der in der Pubertät einsetzenden körperlichen Reife nach Erfüllung drängen". Er war der Ansicht, „das geliebte Objekt ‚eine gewisse Freiheit von Kritik genießt, dass alle seine Eigenschaften höher eingeschätzt werden als die ungeliebter Personen', dass also das Ich in seiner Fähigkeit zur Realitätsprüfung durch die Idealisierung des Liebesobjektes bisweilen erheblich eingeschränkt ist. In manchen Fällen würde das Objekt dazu dienen, ein eigenes, nicht erreichtes Ich-Ideal zu ersetzen und damit narzisstische Bedürfnisse zu befriedigen" [zitiert nach 42, S. 158].

Auch wenn der Liebeswahn kein häufiges Phänomen ist, kann er dennoch gefährlich werden. Solche Menschen können den vermeintlichen Liebhaber belästigen, bedrohen und ihn schädigen, d.h., die Kranken können ein sogenanntes Stalkingverhalten entwickeln. Um kein Missverständnis aufkommen zu lassen: Der Anteil der an Liebeswahn Erkrankten unter den Stalkern ist klein. Wenn aber ein Liebeswahn vorliegt, ist das Risiko ein Stalkingverhalten zu zeigen, bei beiden Geschlechtern recht hoch. Es soll über 80% betragen [60, S. 133/134]. Stalker leiden zumeist an anderen psychischen Krankheiten wie z.B. narzisstischen Störungen oder Borderline-Phänomenen.

Verschiedene berühmte Psychiater haben sich im Lauf der Geschichte mit dem Phänomen des Liebeswahns, auch Erotomanie genannt, beschäftigt. Zu den bekanntesten gehört der französische Psychiater de Clérambeault, der in den 20er Jahren des letzten Jahrhunderts ein Modell entwickelt hat. Er unterschied zwischen einer primären und sekundären Form der Erotomanie. Bei der primären Form liegen – abgesehen vom Liebeswahn selber – keine anderen wesentliche psychopathologische Symptome vor. Nach seiner Erfahrung komme diese primäre Erotomanie vor allem bei alleinstehenden Frauen zwischen 40 und 60 Jahren vor. Dieser seltenen Form stellt er die zweite Form gegenüber, wo der Liebeswahn zusammen mit anderen psychiatrischen Symptomen auftritt (sekundäre Form). Der Liebeswahn soll hier die Folgeerscheinung einer anderen psychiatrischen Erkrankung sein, z.B. einer Schizophrenie. In Frage komme auch eine organische Hirnerkrankung als Grundlage. Seit den 80er Jahren des letzten Jahrhunderts wird die Erotomanie als offizielle Diagnose in den psychiatrischen Klassifikationssystemen (DSM und ICD) aufgeführt. Sie wird zu den wahnhaften Störungen gerechnet [98, S. 119 u. S. 121].

In einer bekannten Studie über Gewalttaten von Geistesgestörten wurden verschiedene Wahnformen im Hinblick auf Gewalttätigkeit untersucht. Der Liebes- und Eifersuchtswahn, die zusammen untersucht wurden, stellten das höchste Risiko im Vergleich zu anderen Wahnformen wie z.B. dem Größenwahn oder dem religiösen Wahn dar [zitiert nach 98, S. 128]. Der Begriff

Eifersuchtswahn zeigt, dass es sich nicht um die übliche, sog. „normale" Eifersucht handelt, sondern um ein eindeutiges pathologisches Geschehen.

Stalking ist ein Begriff aus der Jägersprache: „to stalk" bedeutet so viel wie auf die Pirsch gehen oder sich anschleichen. Heute verstehen wir darunter ein Verhalten, dass jemand über längere Zeit immer wieder beobachtet wird, dass diesem nachgestellt und er oder sie belästigt wird. Dies kann schwerwiegende Konsequenzen haben, im Extremfall sogar den Tod. Opfer sind nicht selten ehemalige Partner, Bekannte oder Arbeitskollegen. Auch Psychiater und Psychotherapeuten gehören zu den nicht seltenen Stalkingopfern. Verschiedene Studien über die Häufigkeit von Stalkingopfern ergeben naturgemäß verschiedene Resultate, immerhin kommt eine Studie unseres Jahrhunderts zum Schluss, dass, je nach Definition des Stalkingbegriffes davon ausgegangen werden muss, dass 12–16% der Frauen und 4–7% der Männer einmal in ihrem Leben ein Opfer eines Stalkingverhaltens gewesen sind [60, S. 23]. Dieselben Autoren kommen auch zum Resultat, dass, etwas vereinfacht ausgedrückt, 80% der Täter Männer sind und 80% der Opfer Frauen. Die größte Gefahr für Leib und Leben des Opfers ist dann vorhanden, wenn mit dem Täter zuvor eine intime Beziehung bestanden hat [116]. Diese Täter/Opfer Angaben, die sich auf die Geschlechter beziehen, sind aber nur bedingt richtig: „Denn je weniger aggressiv und grenzverletzend das Stalking ist, desto öfter sind auch Frauen unter den Stalkern zu beobachten, wobei manchmal sogar fast ein Gleichgewicht der Geschlechter erreicht wird", meint Hoffmann [98, S. 8]. Ebenfalls zu berücksichtigen ist das verschiedene „Angstniveau" zwischen Mann und Frau. Männer, die Opfer sind, scheuen den Gang zur Polizei eher als Frauen; die Männer sind im Allgemeinen weniger ängstlich als Frauen [42, S. 180].

Mit der gesellschaftlichen Entwicklung, mit der Zunahme von unserer Freizeit und Mobilität und den neuen technischen Möglichkeiten ist Stalking häufiger geworden und nicht mehr auf öffentliche Personen wie etwa Filmschauspieler oder Spitzensportlerinnen beschränkt. Die Opfer eines Stalkingverhaltens sind einer chronischen Stresssituation ausgesetzt, die depressive Symptome zur Folge haben kann. Erst vor relativ wenigen Jahren wurde Stalkingverhalten in verschiedensten Ländern unter Strafe gestellt. Das Opfer kann sich am besten schützen, indem es grundsätzlich Kontakte zum Stalker vermeidet, d.h. z.B. keine Briefe beantwortet, keine Telefonanrufe beantwortet und nicht eingeht auf SMS (und zwar kein einziges Mal!). Ein zweiter wichtiger Punkt ist das Herstellen von „Öffentlichkeit". Das heißt, die Umgebung des Stalkingopfers muss informiert werden, weil vom Stalker häufig die Umgebung in das Stalkingverhalten einbezogen wird, etwa die Kinder, Freunde oder Nachbarn. Als Drittes ist eine Dokumentation als Beweismaterial von besonderer Bedeutung: Anrufe z.B. müssen möglichst gesammelt und aufgezeichnet werden mit den entsprechenden Zeitangaben. Eine solche Dokumentation kann für allfällige spätere polizeiliche und gerichtliche Maßnahmen von großer Bedeutung sein [92].

Menschen, die sich eines Stalking-Verhaltens schuldig machen, leiden oft an narzisstischen oder Borderline-Störungen. Auffallend ist an diesen Krankheitsbildern unter anderem die Vorstellung, dass der oder die andere, also das Opfer, nicht als eigenständige Person wahrgenommen wird, sondern als Besitz, als Teil der eigenen Persönlichkeit des Stalkers. Dieses krankhafte Erleben kann nicht nur beim Stalking eine Rolle spielen, sondern auch bei Partnerschaften und Ehe, die in die Brüche gehen und zur Trennung führen.

In diesem Zusammenhang meinen Bruns und Winter zur Spaltung zwischen Liebe und Sexualität Folgendes: „Zwar wird die passionierte Liebe, die Verbindung von Liebe und sexuellem Begehren, seit Jahrtausenden beschrieben … Aber ebenso lange oder noch länger gibt es auch sexuelle Leidenschaft ohne Liebe. Sehr verkürzt gesagt umfasst Liebe zumindest zwei Aspekte: Die starke, auch nicht sexuelle Zuneigung zu einer Person und eine Sorge um sie. Sexuelles Begehren ist im Unterschied dazu viel mehr auf die eigene körperzentrierte Befriedigung ausgerichtet, ist egozentrischer. Es braucht zu seiner Durchsetzung ein gewisses, kontrolliertes Mass an Aggression“ [42, S. 10].

Zum Schluss folgen zwei Fallbeispiele:

Eine alleinstehende Frau, die in einem Pharmaunternehmen als Hilfskraft arbeitete, entwickelte einen Liebeswahn gegenüber einem gutaussehenden Generaldirektor der Firma. Sie kannten einander nur flüchtig, eigentlich nur vom Sehen. Die ca. 50-jährige Frau verstand es aber, vieles aus dem Privatleben ihres Angebeteten in Erfahrung zu bringen: so. z.B. seine Privatadresse und seine Familienverhältnisse. Er wohnte mit seiner Frau und seinen beiden Töchtern zusammen. Die Frau schrieb ihm Briefe nach Hause (mit Unterschrift), in denen sie klar zum Ausdruck brachte, dass er in sie verliebt sei, dies aber nicht eingestehen wolle wegen seiner Bindung zu seiner Familie. Er wiederum reagierte verärgert und verbat sich solchen „Unsinn“ und derartige Unterstellungen. Manchmal schickte sie ihm rote Rosen nach Hause mit einem Begleitbrief, in dem z.B. stand, dass seine Ehefrau sexuell frustriert aussehe und dass die Zeit gekommen sei, ihr seine Liebe zu gestehen, sich scheiden zu lassen und sie zu heiraten. Der Generaldirektor war erbost und schlug nun Alarm: Er konnte bewirken, unter Androhung der Kündigung ihrer Arbeitsstelle, auf die sie angewiesen war, dass sie sich einer intensiven psychiatrischen Therapie unterziehen musste. Die Therapie, die über Jahre dauerte, bewirkte mittel- und längerfristig, dass die Belästigungen seltener wurden und mit der Zeit sogar ganz aufhörten.

Das zweite Beispiel ist dem Buch „Stalking“ entnommen [98, S. 128]:

> „Ein 49 Jahre alter Mann besuchte alle Konzerte einer Sängerin und war auch häufig bei anderen öffentlichen Auftritten von ihr anwesend. Er sprach sie jedoch niemals an und hielt immer räumlichen Abstand zu ihr. Das Umfeld der 25-jährigen Künstlerin äußerte sich besorgt über die fortwährende Präsenz des Fremden. Sie selbst sah jedoch keine Gefahr und nahm ihn als traurigen und zugleich harmlosen Fan wahr, ohne jede Vorwarnung stach er die Sängerin schließlich auf offener Straße nieder; sie starb an ihren Verletzungen. Wie sich später herausstellte, war der Stalker ursprünglich in seinem Liebeswahn überzeugt, dass die bekannte Musikerin auf seine stumme Anwesenheit reagiert hatte und seine Liebe erwiderte. Er kündigte sogar seiner Mutter und einem Freund die bevorstehende Hochzeit an. Als er dann in der Zeitung las, dass sie sich mit einem Geschäftsmann verlobt hatte, brach für ihn eine Welt zusammen. Wochenlang versank er in eifersüchtigen Grübeleien, bevor er seine tödliche Attacke ausführte“.

2 Antidepressiva und Sexualität

Vor einiger Zeit sind immer wieder Berichte erschienen – in den Tageszeitungen und auch im Fernsehen –, die zum Thema Antidepressiva Stellung genommen haben. Das Fazit war größtenteils negativ: Einerseits wurden die Antidepressiva als nicht wirksam dargestellt (kaum oder nicht besser als Placebo) und andererseits wurden die Nebenwirkungen in den schillerndsten Farben betont und überbewertet.

Es soll hier nicht generell die Rede sein von den diversen möglichen Nebenwirkungen der Antidepressiva, sondern von dem Einfluss auf die Sexualität. Eine sachliche Darstellung ist diesbezüglich insofern schwierig als zwei verschiedene Arme ineinandergreifen und manchmal kaum voneinander unterscheidbar sind. Mit anderen Worten: Depressive leiden häufig an sexuellen Störungen und antidepressive Medikamente können ebenfalls solche bewirken. Bis zu 90% der Depressiven leiden zeitweise an einer sexuellen Dysfunktion, z.B. an reduziertem Interesse an jeder sexuellen Aktivität [123]. Andererseits können manche Antidepressiva eine Libidoverminderung und sexuelle Funktionsstörungen bewirken (wie z.B. eine Erektionsstörung). Zu berücksichtigen ist in diesem Zusammenhang auch das Sexualverhalten vor Ausbruch der Depression. Orgasmusstörungen können z.B. bei beiden Geschlechtern, auch ohne Depression, vorkommen [198, S. 193]. Ebenso können andere Erkrankungen den Orgasmus beeinträchtigen wie z.B. Diabetes oder auch Beziehungsprobleme.

Zunächst aber einiges zum Begriff Depression, der manchmal missbräuchlich verwendet wird. Nicht jede Stimmungsschwankung bedeutet ein depressives Erleben. Gewisse Schwankungen im emotionalen Bereich sind normal, genauso wie eine Trauerreaktion normal ist und nichts mit einer Depression zu tun hat. Eine Depression ist gekennzeichnet durch die depressive Grundstimmung („übertraurig"), durch eine Denkhemmung, eine psychomotorische Hemmung oder eine Agitiertheit und einen Verlust der Freudeempfindungsfähigkeit (um nur die wichtigsten Eigenschaften der Depression zu nennen). Eine Depression ist äußerst qualvoll, vom subjektiven Gesichtspunkt des Erkrankten aus vielleicht die schwerste Erkrankung überhaupt, die einen Menschen befallen kann. Sie ist zudem recht häufig. Laut einer Studie in verschiedenen EU-Ländern an 22.000 Personen leiden 25% der über 18-jährigen Europäer mindestens einmal im Leben an einer psychischen Störung (häufig an einer Depression)

[93]. In vielen Publikationen der Fachliteratur und auch in der Laienpresse wird betont, dass Depressionen in letzter Zeit immer häufiger geworden sind oder noch häufiger werden. Einerseits ist diese Aussage zwar korrekt, andererseits muss auch berücksichtigt werden, dass Depressionen häufiger diagnostiziert werden als früher. Zudem sind die Menschen (vor allem Frauen) heute eher bereit als früher, einen Psychiater aufzusuchen.

Man begegnet manchmal dem Einwand, ein Antidepressivum löse die Probleme des Patienten nicht. Dies stimmt zwar, doch spricht dies nicht gegen eine pharmakologische Behandlung. Ein Antidepressivum kann nicht die Probleme des Erkrankten zum Verschwinden bringen, sondern es kann die Stimmung aufhellen, ihm die Fähigkeit zurückgeben, sich wieder so wie früher zu fühlen, sich freuen zu können und am Leben teilzuhaben – und Probleme wieder so zu lösen wie vor der Erkrankung. Die Wirkung eines Antidepressivums kann auch damit zusammenhängen, dass es die Stressfaktoren der Depression reduziert.

Leider sehen verschiedene mehr oder weniger kompetente Menschen sich bemüßigt, Psychopharmaka, besonders Antidepressiva, schlecht zu reden oder geradezu zu verteufeln. In ihrem Buch „Die sedierte Gesellschaft" geht die Psychologin Kornyeyeva von einem Entweder-oder-Denken aus, entweder Psychotherapie oder Psychopharmakotherapie. Dies ist sicher falsch, da beide Therapieformen idealerweise Hand in Hand gehen, vor allem bei schweren Depressionen. Es kommen aber auch groteske Falschaussagen in diesem Buch vor, so z.B. „Antidepressiva sorgen dafür, dass ein depressiver Mensch krank bleibt und kränker wird" [118, S. 176]. Zurecht schrieb Frau Hoffmann-Richter in ihrem Buch „Psychiatrie in der Zeitung", das schon vor etwa 20 Jahren erschien [99, S. 367]:

> „Auffällig ist wiederum die deutliche Verschiebung der Bewertung in den negativen Pol bei Antidepressiva …, während die Antibiotika (mehr noch als die Zytostatika) weit überwiegend sachlich dargestellt werden".

In einem Interview, das die Basler Zeitung mit Michael Hengartner vor einiger Zeit führte, erklärt dieser, auf Antidepressiva Bezug nehmend: „… dass der Nutzen von Antidepressiva im Durchschnitt sehr gering ist. Umgekehrt sind die Risiken in Form von Schlafstörungen, Unruhe oder gestörter Sexualität beträchtlich". Diese Aussage ist zumindest übertrieben und insofern falsch, als gerade bei Depressionen die häufig auftretenden Schlafstörungen mit sedierenden Antidepressiva, die am Abend eingenommen werden, sogar behoben werden können. Über die Kombination verschiedener Antidepressiva behauptet er:

„Verschreibt man Patienten, bei denen ein Medikament nicht gewirkt hat, ein anderes, so wirkt dieses zweite nicht besser im Vergleich zum ersten. Auch Kombinationen wirken nicht besser, einzig die Nebenwirkungen nehmen zu. Dosiserhöhungen verbessern die Wirksamkeit ebenfalls nicht …" [96]. Diese Aussagen widersprechen jeglicher Erfahrung von namhaften Psychiatern. Häufig wirkt ein zweites oder drittes Antidepressivum besser als die ersten zwei, ohne dass die Nebenwirkungen zunehmen müssen. Dosiserhöhungen sind meistens nötig und von Vorteil, besonders wenn man mit kleinen Dosen eines Antidepressivums beginnt, wie man es eigentlich tun sollte. Eine weitere Falschaussage ist die Folgende: „Man wusste schon lange, dass Antidepressiva suizidale Handlungen veranlassen können. Sogar gesunde Personen werden bei diesen Mitteln in seltenen Fällen suizidal". Die Frage sei erlaubt, seit wann gesunde Menschen Antidepressiva einnehmen?

Eine weitere Falschaussage ist die, dass in den 70er und 80er Jahren des vergangenen Jahrhunderts Depressionen „eine sehr seltene Krankheit gewesen seien". Depressionen sind zwar häufiger geworden, doch waren sie auch in den 70er und 80er Jahren des 20. Jahrhunderts niemals eine seltene Erkrankung.

Zu Recht wehrt sich Erich Seifritz, Direktor der Psychiatrischen Universitätsklinik Zürich, gegen solche negativen Aussagen betreffend Psychopharmaka im Allgemeinen bzw. betreffend Antidepressiva im speziellen. Er erklärt z.B. warum die Behandlung in der Praxis anders aussieht als in Studien, die nach dem Doppelblindprinzip durchgeführt werden. In Doppelblindstudien werden Patienten nach einem vordefinierten starren Schema behandelt. In der Praxis aber werde die Therapie nach wenigen Tagen angepasst, wenn die Wirkung ausbleibt oder Nebenwirkungen auftreten [175]. Doppelblindstudien sind in der Wissenschaft üblich und leisten einen effektiven Beitrag bei der Erforschung von Krankheiten. Allerdings gibt es kaum eine Forschungsmethode, die nicht Fragen aufwirft, so z.B. auch diese: Ist es bei schweren Erkrankungen ethisch vertretbar, einer Gruppe von Menschen die wirksame Behandlung vorzuenthalten und ihnen Placebo zu verabreichen? Ich finde es sehr positiv, dass in diesem Interview Seifritz sich auch für die psychotherapeutische Behandlung einsetzt. Sie ist kein Gegensatz zur Pharmakotherapie, sondern eine notwendige Ergänzung, wie bereits früher angeführt. Auf die Frage, ob die negativen Effekte von Antidepressiva eine Behandlung rechtfertigen („unerwünschte Wirkungen wie Schlafstörung, Schwindel, eine gestörte Sexualität …") antwortet Seifritz: „Ein unbehandelter depressiver Patient schläft schlecht, isst meist nicht, hat kein sexuelles Interesse. Wenn er mit einem Medikament behandelt wird und solche Symptome hat, können sie nicht sicher sagen, was der Grund ist."

Dass Antidepressiva sexuelle Störungen verursachen können, ist unbestritten. Diese treten nicht nur bei der ersten Generation der Antidepressiva auf. Das Erste war das Imipramin (Tofranil), das in den 50er Jahren als erstes klassisches Antidepressivum auf den Markt kam. Eine spätere Generation von Antidepressiva kam in den 80er Jahren auf den Markt, es waren die sog. Serotonin-Wiederaufnahmehemmer (SSRI), von diesen war das Erste Flufoxamin (Floxyfral). Von den Letzteren erhoffte man sich, dass sie keine sexuellen Funktionsstörungen bewirken, doch war dies leider nicht der Fall. In einem klassischen Standardwerk der psychiatrischen Pharmakotherapie steht zu lesen. „Insgesamt sind durch Antidepressiva induzierte sexuelle Funktionsstörungen häufig (Inzidenz ca. 50%) und mit Einschränkungen von Lebensqualität, Selbstwertgefühl, Stimmung und Beziehungsqualität assoziiert" [26, S. 756]. Es kann zu Ejakulationsverzögerung kommen, zu Orgasmus- und Erektionsstörungen und ebenso auch zu Libidostörungen. Diese sexuellen Einschränkungen können bei den meisten Antidepressiva auftreten, wenn auch nicht bei allen. Wenn bei einem Patienten mit einem Antidepressivum sexuelle Probleme auftreten, kann auf ein anderes umgestellt werden, mit einem anderen Wirkungsmechanismus. Manchmal tritt auch eine deutliche Besserung auf, wenn die Medikamentendosis reduziert wird. Was auch eine Hilfe sein kann: Ein Antidepressivum kann auch für einige Tage abgesetzt werden, z.B. vor einem geplanten Wochenende mit der Partnerin. Allerdings kann dies nur dann gelingen, wenn das Medikament keine längere Halbwertszeit aufweist.

Eine Tageszeitung wies kürzlich darauf hin, dass die Europäische Arzneimittel-Agentur vor kurzem die sog. PSSD als Krankheitsbild anerkannt habe [41]. PSSD steht für „Post-SSRI Sexual Dysfunction". Damit ist gemeint, dass Menschen, die ein Antidepressivum aus der Gruppe der Serotonin-Wiederaufnahmehemmer eingenommen haben, an einer sexuellen Störung leiden, die sich auch nach Absetzen des Medikaments nicht zurückbildet bzw. noch längere Zeit bestehen bleibt. Allerdings darf davon ausgegangen werden, dass die PSSD selten vorkommt. In der Regel bilden sich die Nebenwirkungen nach Absetzen eines Antidepressivums zurück, und zwar nicht nur die, welche die Sexualität betreffen. Auch medizinische Fachzeitschriften haben über das PSSD berichtet [114]. Finzen [67, S. 252] berichtet von einem jungen Arzt, der ein Antidepressivum einnehmen musste und Folgendes geschildert hat: „Ich spüre weder meinen Darm noch meine Blase, noch irgendwelche sexuellen Empfindungen. Ich kann mir gar nicht vorstellen, dass da mal irgend etwas gewesen ist". Alle seine Aktivitäten seien vermindert gewesen, auch die sexuellen. Er habe zwar seine Frau kaum aus den Augen gelassen und ihre Nähe gesucht, in einer Weise wie es ein kleines Kind tut: „Er sei nicht impotent gewesen; er habe einfach keine Lust mehr gehabt". Allerdings ist bei solchen Beispielen immer wieder im Auge zu behalten, dass das hier in diesem Ausmaß Geschilderte nicht der „Norm" entspricht und dass häufig „erloschene sexuelle Empfindungen unter der antidepressiven Therapie zurückkehren" [67, S. 252/253 und 255].

Zu erwähnen ist in diesem Zusammenhang auch der Priapismus: Man versteht darunter eine schmerzhafte Dauererektion des Penis ohne sexuelle Erregung. Dieser bedarf einer sofortigen notfallmäßigen Behandlung, spätestens wenn die Erektion länger als zwei Stunden anhält. Der Priapismus ist eine recht selten auftretende Nebenwirkung und ist oft innerhalb der Antidepressiva auf das Trazodon zurückzuführen, das sonst kaum Nebenwirkungen auf dem Gebiet der Sexualität verursacht und allgemein sehr gut verträglich ist [26, S. 756].

Eine Studie hat Folgendes ergeben [191]. Sie betrifft ein altes Antidepressivum [Saroten (Amitryptilin)], welches noch immer verschrieben wird. Besonders wurde auf die sexuellen Nebenwirkungen (SN) eingegangen („sexual dysfunction"). Im Durchschnitt litten 6,9% an SN, wobei Männer wesentlich häufiger betroffen waren als Frauen. Vor allem die Libido-Störungen schlugen zu Buche. Besonders depressive Männer leiden an SN, doch nehmen diese bei einer Langzeit-Therapie ab [191].

Eine andere Untersuchung, die allerdings nur an 60 Patienten (24 Männer und 36 Frauen) durchgeführt wurde, ergab Folgendes [178]. Alle litten an einer ausgeprägten schweren Depression (major depressive disorder). Schon vor der antidepressiven Behandlung berichteten ein Drittel der Männer und 42% der Frauen über geringeres sexuelles Interesse und Verlangen als vor ihrer Erkrankung. Sexuelle Probleme hatten in dieser Untersuchung mehr Frauen als Männer. Die Lebensqualität war deutlich schlechter bei den Patienten, die unter sexuellen Störungen litten [178].

Gegen Erektionsstörungen existieren heute gut wirksame Medikamente. 1998 wurde der erste Phosphodiesterase-Hemmer eingeführt, bekannt unter dem Namen Viagra (Sildenafil). Die Herstellerfirma, Pfizer, bemühte sich, das Medikament kassenpflichtig zu machen, was aber nicht gelang. Pfizer argumentierte, dass die „erektile Dysfunktion" eine Krankheit sei und dass in den meisten Fällen eine organische Ursache zugrunde liege. Allerdings scheint die Firma betreffend Häufigkeit des Symptoms „Erektionsstörung" etwas übertrieben zu haben. In der ‚Basler Zeitung' erschien am 25.4.2000 eine Mitteilung mit dem Signet „Pfizer" mit der Überschrift „Erektionsstörungen in Basel – 60.000 Männer betroffen?" [147]. Das Fragezeichen ist durchaus berechtigt: Wenn man davon ausgeht, dass Basel ca. 200.000 Einwohner hat und der Frauenanteil mindestens 50% und der Anteil Kinder ca. 10% betragen dürfte, so bleiben noch 80.000 Männer übrig. Ob von diesen 60.000 Erektionsstörungen aufweisen, ist doch sehr fraglich, dies wären immerhin 75% aller Männer!

Zuletzt ist noch ein Aspekt zu erwähnen, der für alle Medikamente gilt: Es ist der Placebo-Effekt und der sog. Nozebo-Effekt. Letzterer Begriff heißt auch „negativer Placebo-Effekt". Man weiß z.B. von Studien mit dem Betablocker Atenolol und mit Finasterid, dass Potenzprobleme mehr als doppelt so häufig vorkommen, wenn die Patienten vorher über diese Nebenwirkung aufgeklärt worden sind [65]. Auf der anderen Seite wirkt Morphin nach einem chirurgischen Eingriff deutlich besser, wenn den Patienten erklärt wurde, dass dieses Medikament die Schmerzen sehr gut bessern und lindern wird. Positive Erwartungen des Patienten (die vom Arzt beeinflusst werden können), führen zur Ausschüttung von Dopamin und Oxytocin, während negative Erwartungen den Angstbotenstoff Cholezystokinin aktivieren [65]. Damit sind wir bei der Arzt-Patientenbeziehung, die nie unterschätzt werden darf. Ein vertrauensvolles Verhältnis ist die grundlegende Voraussetzung für eine Behandlung, die erfolgreich ist. Und damit sind wir auch bei der Grundlage und Voraussetzung angelangt, welche die Basis ist für eine sinnvolle und fruchtbringende Psychotherapie, die jede medikamentöse Therapie begleiten muss!

3 Die Kleptomanie – nur ein Diebstahl?

Mit Kleptomanie ist pathologisches Stehlen gemeint. Heute wird sie auch als Impulskontrollstörung angesehen. Es handelt sich also um einen krankhaften Drang oder Impuls Waren zu stehlen, die nicht der Bereicherung oder dem persönlichen Gebrauch dienen, sondern im Mittelpunkt steht der Akt des Stehlens, der von Bedeutung ist. Die gestohlenen Dinge werden entweder gehortet oder weggegeben. Die Störung ist nicht häufig, man geht davon aus, dass etwa 4% aller erwischten Ladendiebinnen zu den Kleptomanen gehören. Die Häufigkeit der Kleptomanie in der Gesamtbevölkerung beträgt ca. 0,6 bis 0,8%. Die Krankheit betrifft zumeist Jugendliche bzw. junge erwachsene Personen, wobei zwei Drittel aller Betroffenen Frauen sind [47]. Diese Menschen beschreiben jeweils – und das ist das Typische – eine enorme Spannung vor dem Akt des Stehlens und danach ein Gefühl der Befriedigung, nachdem sie den Stehlakt begangen haben [72].

In den älteren Ausgaben des psychiatrischen Lehrbuchs von Eugen Bleuler wird betont, dass bei der Kleptomanie nicht nur ein Trieb vorliegen müsse, „sondern ein krankhafter Trieb nachgewiesen werden müsse". Wie auch andere Autoren berichtet er, dass die Unwiderstehlichkeit beim Stehlakt oft begleitet sei von sexuellen Gefühlen [27, S. 391]. Bis Ende des 19. Jahrhunderts wurde die „Stehlsucht" als Geisteskrankheit angesehen. Es wurde auch etwa von „impulsivem Irresein" gesprochen [104, S. 16/17]. Das Stehlen geschieht – wie gesagt – um des Stehlens willen und nicht wegen des Diebesgutes an sich [28]. Im Lehrbuch von Frank steht zu lesen: „Bei Frauen kann Kleptomanie eine Sexualperversion sein, wenn es bei der Tat zum Orgasmus kommt und eine orgastische Erfüllung beim Stehlen höher geschätzt wird als beim Geschlechtsverkehr" [69, S. 392].

Eine neuere Definition der Kleptomanie lautet: „Pathologisches Stehlen, Stehlsucht, Bezeichnung für Impulskontrollstörung, die durch wiederholtes Stehlen ohne materielles Interesse gekennzeichnet ist und bei der Betroffene das Stehlen als sinnlos und selbstzerstörerisch erleben; steigender innerer Drang vor der Handlung, Erleichterung nach der Tat" [130]. In seinem Buch über Hungerkrankheiten schreibt Battegay [22, S. 66]: „Bei Kleptomanen erweist sich der Diebstahl indes als sexuelle Triebersatzhandlung". Schon Arthur Kielholz, einer der ersten Psychoanalytiker in der Schweiz, hat zu Beginn des 20. Jahrhunderts festgestellt, dass bei manchen Diebstählen ein Motiv für die Taten fehle, dass sie als persönlichkeitsfremd imponieren und die Tatbestände als aussergewöhnlich erscheinen. Diese Art nannte er „symbolische Diebstähle" [113].

Bei den meisten Ladendiebstählen handelt es sich aber um Menschen, die nicht an einer Kleptomanie leiden und bei denen eine eindeutige Bereicherungsabsicht vorliegt. Im übrigen gibt es eine sehr schöne, saloppe und etwas humoristische Definition des Stehlens, die auf den bekannten Psychiater Nossrat Peseschkian zurückgeht: „Ein Kleptomane ist einer, der jemandem eine Sache wegnimmt, bevor sie dieser verloren hat!"

Louise Kaplan schreibt in ihrem Buch über „Weibliche Perversionen" im Kapitel „Gestohlene Güter", dass sie die Kleptomanie als typisch weiblich sieht und ist der Meinung, dass Kleptomane manchmal dann stehlen würden, wenn sie im Begriff seien „ängstlich oder depressiv zu werden" [110, S. 311]. Und weiter: „Die Erregung, die sie beim Stehlen spüren, und die Waren, die sie stehlen, geben ihnen das Gefühl, nicht verlassen oder vernichtet zu werden". Frühere Psychoanalytiker sehen einen Zusammenhang zwischen dem Gestohlenen einer Kleptomanin und dem sogenannten „Penisneid" der Frau: „Die gestohlene phallische Trophäe wurde als Triumph über die Natur und über das anatomische Schicksal angesehen: Was die Natur mir vorenthalten hat, habe ich gestohlen". Dass diese Interpretation heute überholt ist liegt auf Hand. Man ging früher von Geschlechtsstereotypen aus, wobei die menschliche Natur vorgebe, dass Männer zum Herrschen und Penetrieren geboren und Frauen zum Nachgeben und Empfangen bestimmt seien! Frau Kaplan hat für das Phänomen eine andere psychodynamische Erklärung: „Kleptomaninnen sind keine Penisdiebinnen, sondern sie gehören zu den vielen Frauen, die gelernt haben, Warenfetische als Ersatz für menschliche Beziehungen einzusetzen, die gelernt haben, Dinge zu benutzen, um Angst, Depression, Wahnsinn und Gewalttätigkeit von sich fernzuhalten" [110, S. 321/322]. Auch ist zu berücksichtigen, dass die modernen Verkaufstechniken auf die Rolle der Frau als Käuferin ausgerichtet sind und Bedürfnisse erzeugen, die manche Frau zu Diebstählen verleiten können: „Waren werden in einer Weise ausgestellt und angepriesen, dass Frauen sich visueller Versuchungen erwehren müssen, bevor sie überhaupt zu den Gegenständen gelangen, die sie ursprünglich kaufen wollten" [110, S. 330]. Dieser Umstand stimmt mit meiner persönlichen Erfahrung überein, wonach Männer ein anderes Einkaufsverhalten haben als Frauen: Die Männer kaufen in der Regel zielgerichteter ein als Frauen – sei es mit dem Einkaufszettel ihrer Frau oder ohne. Sie lassen sich vielleicht weniger ablenken als Frauen und sind damit schneller.

Zudem: Beinhaltet nicht schon der Begriff „Selbstbedienungsladen" eine verkappte Einladung zu stehlen?

Während bei der Kleptomanie der Akt des Stehlens von Bedeutung ist, der als sexuell lustvoll erlebt werden kann, ist beim Fetischismus der gestohlene Gegenstand das eigentliche Sexualziel. „Kleptomane führen ihre Diebstähle indes als sexuelle Triebersatzhandlungen aus. Für den Fetischisten gewinnen unbewusst symbolhafte Objekte als pars pro toto sexuelle Bedeutung" [111]. Es scheint fließende Übergänge vom Fetischismus zur Kleptomanie zu geben. So schreibt in der Beek: „Es gibt demnach Übergänge von den Fetischisten, die nur beim Stehlen ihres Objektes einen Orgasmus bekommen, bis zu nicht mehr fetischistisch veranlagten Personen, denen das Stehlen als solches, ohne Bindung an den besonderen Gegenstand, eine sexuelle Befriedigung gibt" [104, S. 24].

Im vergangenen Jahrhundert sind die Ladendiebstähle – seit die Selbstbedienungsläden in den 60er Jahren eine größere Verbreitung fanden – massiv angestiegen. Innert mehr als 20 Jahren haben sie um das fast 10-fache zugenommen. Die Zahl der erfassten Ladendiebstähle betrug in Deutschland 1986 ca. 430.000. Man rechnet mit einer etwa 10-fach höheren Dunkelziffer [104, S. 7]. In unserem Jahrhundert besteht etwas mehr „Sicherheit", da in den meisten größeren Einkaufszentren Videos installiert sind, die einen gewissen Beitrag gegen Diebstähle leisten.

Einer meiner Patienten – er war ca. 65 Jahre alt – konnte der Versuchung nicht widerstehen, in Selbstbedienungsläden trotz Überwachungskameras etwas zu stehlen und sich nicht erwischen zu lassen. Er stahl jeweils etwas in dem kleinen Bezirk, der im toten Winkel der Überwachungskameras lag, wo er also nicht gesehen und aufgezeichnet werden konnte. Dies gelang ihm auch einige Male, bis er aber eines Tages doch erwischt und der Polizei übergeben wurde. Die Angelegenheit konnte mit einer saftigen Busse erledigt werden, doch hat ihm die ganze Sache innerhalb seiner Familie großes Ungemach eingebrockt. Auf die Frage, warum er das getan habe, antwortete er, dass er einen Anreiz, eine Art Drang verspürte, dass es für ihn eine Herausforderung war, die installierte Technik sozusagen überlisten zu können. Der Begriff Kleptomanie wird oft in einem erweiterten Sinn gebraucht: Er steht dann für Diebstähle, die ohne sichtbares Motiv ausgeführt werden, z.B. bei gestohlenen Gegenständen, die gar nicht gebraucht werden (also ohne dass sexuelle Empfindungen gespürt werden).

Vor Jahren hatte ich einen Mann mittleren Alters zu begutachten, der in Selbstbedienungsläden diverse Diebstähle begangen hatte und einmal dabei erwischt wurde. Der Buchhalter erschien zu den Gesprächen sehr korrekt gekleidet, im dunklen Anzug mit Krawatte, und berichtete, dass er Waren gestohlen hatte und an der Kasse nicht bezahlt habe, die er gar nie gebrauchen konnte und zu denen er keine Beziehung hatte. Das Besondere war, dass er sich an der Kasse auffällig verhalten hatte, er schwitzte und zitterte derart, dass die Kassiererin geradezu Verdacht schöpfen musste und eine Kontrolle veranlasste. Wir kamen im Gutachten zum Schluss, dass der Mann aus neurotischen Gründen gehandelt hatte, dass es im Grunde um einen Selbstbestrafungswunsch ging, der zunächst unbewusst war. Der Explorand war in großer Sorge seine verantwortungsvolle Stelle zu verlieren, falls eine unbedingte Gefängnisstrafe ausgesprochen werden sollte. Das Krankhafte war so offensichtlich, dass der Richter in der Folge auf Grund unseres Gutachtens nur eine bedingte Strafe ausgesprochen und der Täter somit seine Stelle nicht verloren hat. Nach erfolgtem Urteil meldete sich der Explorand nochmals bei mir und aus Dankbarkeit brachte er Schokolade als Geschenk mit, nach deren Herkunft ich natürlich nicht gefragt habe!

Dieser Diebstahl hat zwar nichts mit Sexualität zu tun, doch zeigt er auf, dass für manche Menschen Einkaufszentren nicht nur eine Herausforderung, sondern für gewisse Menschen auch eine Verführungssituation darstellen.

Auch in der Belletristik finden wir ein ausgezeichnetes Beispiel für einen Diebstahl, der mit der Sexualität in Verbindung gebracht wird. Stefan Zweig beschreibt in seiner wenig bekannten Novelle „Unvermutete Bekanntschaft mit einem Handwerk“ einen Taschendieb auf der Straße, der – vom Autor in der Ichform geschrieben – von ihm beobachtet wird. Gegen Ende der Novelle fallen sexuelle Symbole und Ausdrucksweisen auf. Der Erzähler sagt von sich selbst z.B. dass er „aufgetan“ sei und verwendet damit ein Wort, das Zweig oft im Zusammenhang mit der sexuellen Bereitschaft einer Frau gebraucht. Oder er sagt von der Stadt Paris, in der die Geschichte spielt: „Alle Sinne stehen dir offen … gib dich ganz mir hin, so wie ich bereit bin ganz mich dir hinzugeben“. Er überträgt sogar diese Ausdrucksweise auf den Taschendieb, von dem er sagt, dass er ihn in seinem charakteristischen Augenblick erspähen sollte „… in jener knappen Sekunde, die sich so selten belauschen lässt wie Zeugung und Geburt“. Selbst der direkte Kontakt mit dem Dieb, als dieser den Erzähler bestehlen will, erinnert an die Schilderung eines Orgasmus: „Noch spüre ich seinen Körper ganz warm angedrückt an den meinen, und als jetzt in gelöster Erregung die erstarrten Knie mir zu zittern begannen, meinte ich zu fühlen, wie dieser leichte Schauer in die seinen überlief“ [88, S. 257] [203, S. 167 ff.].

4 Berühren, Stillen und Sexualität

Die Haut – unser größtes Organ – entsteht entwicklungsgeschichtlich, wie auch unser Zentralnervensystem, aus dem äußeren Keimblatt, dem Ektoderm. Sie ist das psychosomatische Organ schlechthin, sie ist unser Kontaktorgan zur Außenwelt. Nicht zufällig kommt sie auch in der Umgangssprache häufig zum Ausdruck, um ein Befinden zu bezeichnen: Es geht uns etwas „gegen den Strich", es geht „unter die Haut" oder wir finden etwas „berührend" oder jemand hat eine „dicke Haut" oder ist umgekehrt „dünnhäutig".

Die erste Lebensphase des Säuglings wird in der Psychoanalyse als orale bezeichnet, weil das reflexartige Saugen an der Mutterbrust für das Kind von zentraler Bedeutung ist. Ebenso wichtig ist jedoch das Berührt- und Gestreichelt werden, das Liebkosen und Lächeln der Mutter, also die Dinge, die in der Regel mit dem Stillen verbunden sind und eine harmonische Mutter-Kind-Beziehung charakterisieren. Diese erste Phase im Leben des Säuglings wird deshalb auch taktile genannt. Die Bedeutung des Stillens liegt also nicht nur im Anbieten einer optimalen Ernährung, sondern im direkten Haut-zu-Haut-Kontakt [23]. Es ist längst bekannt, dass ein Säugling bei ungenügender Stimulation und fehlender Aufmerksamkeit, sei es durch die Mutter oder eine entsprechende Bezugsperson, sterben kann. Das Liebkosen des Säuglings durch die Mutter ist nicht nur für die physische, sondern auch für die psychisch-sexuelle Entwicklung von Bedeutung. Ein Kind, das von seiner Mutter oder einer entsprechenden konstanten Bezugsperson nicht genügend Zuwendung und Zärtlichkeit erfährt, ist als Erwachsener oft kaum fähig, in einer Partnerschaft die entsprechende Zärtlichkeit zu geben.

Ein bekannter Forscher, Harry Harlow, ließ junge Affen bei einem Mutterersatz aufwachsen. Dieses Muttersurrogat war mit einem synthetischen, warmen Fell ausgestattet und war mit zwei Milchflaschen statt Brüsten bestückt. Eine andere Gruppe von jungen Affen wuchs mit einem Muttersurrogat auf, das lediglich eine Eisendrahtattrappe war mit Milchflaschen, doch waren sie nicht mit einem Fell ausgestattet. Diejenigen Affen, die bei der Fell-Ersatz-Mutter aufwuchsen, konnten normale Gefühlsbeziehungen entwickeln so wie andere Affen, die „normal", d.h. bei der leiblichen Mutter aufwuchsen: Sie klammerten sich daran fest und suchten bei ihr Schutz bei drohender Gefahr. Bei den jungen Affen jedoch, die nur die Eisendraht-Mutter kannten, wurde eine emotionslose

Beziehung festgestellt, und die Jungen suchten keinen Schutz beim Muttersurrogat, wenn ihnen Gefahr drohte. Später war die Fortpflanzung derjenigen Tiere gestört, die mit dem Eisendrahtgestell aufgewachsen waren, im Gegensatz zur anderen Gruppe. Es zeigte sich auch ein Unterschied zwischen einem Eisendraht-Surrogat, das sich nicht bewegte, zu einem solchen, das sich bewegte. Ein sich bewegendes Surrogat ergab später für die Jungtiere bessere Resultate als eines, das sich nicht bewegte. Daraus folgt, dass einerseits dem Berührungsempfinden, dem taktilen Reiz, große Bedeutung zukommt und auch der Bewegung der „Mutter", auch wenn diese lediglich ein Kunstprodukt ist [94 u. 92]. Dass diese Experimente mit Rhesusaffen nicht unkritisch auf den Menschen übertragbar sind, liegt auf der Hand. Aber sie waren in den 50er Jahren des vorigen Jahrhunderts revolutionär. Die damalige Wissenschaft vertrat meist die Ansicht, dass Kinder weniger umsorgt als abgehärtet werden sollten.

Im 13. Jahrhundert soll Kaiser Friedrich II der Legende nach eine besondere Idee gehabt haben. Er war auf der Suche nach der „Ursprache" und wollte wissen, ob Kinder auch sprechen lernen, wenn niemand mit ihnen redet. Dies bedeutete, dass das Pflegepersonal die Betreuung der verwaisten Neugeborenen auf das Minimum reduzierten. Die Kinder erfuhren keinen Körperkontakt und keinerlei Zuwendung. Als Folge sollen alle Kinder innerhalb kurzer Zeit verstorben sein [92].

2012 erschien auf dem Titelblatt der „TIME" ein Bild, das Aufsehen erregte. Es zeigt eine aufrechtstehende Frau, die selbstbewusst und mit einem leicht spöttischen Blick in die Kamera schaut. Ihre rechte Hand liegt keck aufgestützt auf ihrer Hüfte. An ihrer linken entblößten Brust saugt ein ca. fünf- bis sechsjähriger Knabe, der auf einem kleinen Stuhl steht, um die Brust überhaupt erreichen zu können. Seine Soldatenhosen machen ihn vielleicht etwas älter als er in Wirklichkeit ist. Das Bild zieht einen sogleich in den Bann, da es in jeder Beziehung ungewöhnlich ist. Über die sinnvolle Dauer des Stillens lässt sich streiten, doch kann das Stillen, welches über zwei Jahre hinausgeht, Abhängigkeiten schaffen (für Mutter und Kind), die wohl nicht positiv zu werten sind. So berichtete mir ein Patient, dass dessen 5-jährige Tochter, die von klein auf von ihren Eltern über die Massen verwöhnt wurde, abends nur einschlafen könne, wenn sie die Brustwarze ihrer Mutter in ihrem Mund spüre.

1996 erhielt die „New York Times" einen Brief mit dem herausfordernden Satz: „Das Rechts-, Justiz- und Strafverfolgungssystem der USA wird dazu herausgefordert, in einem Gefängnis, einem Zuchthaus oder einer Besserungsanstalt der Vereinigten Staaten EINEN Mörder, Vergewaltiger oder Drogenabhängigen zu finden, der ‚2 Jahre oder länger' – die Empfehlung der WHO – gestillt wurde" [45, S. 119].

Natürlich geht es hier nicht um die Dauer des Stillvorgangs, ganz abgesehen davon, dass in der westlichen Welt kaum ein Kind zwei Jahre lang gestillt wird, sondern die Kernaussage des Satzes bedeutet wohl, dass Kinder, die als Säugling und auch später eine liebevolle Zuwendung erhalten haben, weniger Gefahr laufen, später ein schweres Verbrechen zu begehen oder überhaupt mit dem Gesetz in Konflikt zu geraten. Der Akt des Stillens wird also zum Symbol der gesunden, normalen Zuwendung einer Mutter zu ihrem Kind, und dies auch deshalb, weil das Stillen mit Berührung, mit Hegen, Pflegen und Liebkosen in engstem Zusammenhang steht.

Borneman betont zu Recht, „dass das Kind von seiner Geburt an lustvoll auf jede Zärtlichkeit reagiert, für Wärme und zarte Berührung dankbar ist, das Gewiegtwerden liebt und sinnliche Befriedigung zeigt, wenn es gefüttert, gestreichelt, gepudert und trockengelegt wird" [32, S. 43/44].

Es existieren Anhaltspunkte, dass langes Stillen die Intelligenz des Kindes fördert. Eine amerikanische Studie konnte aufzeigen, dass eine klare Korrelation zwischen Stilldauer (bis zu 12 Monaten) und kognitiver Entwicklung besteht. Die Nachuntersuchung des Kindes erfolgte jeweils mit drei und sieben Jahren [53]. In einem kürzlich erschienenen Zeitungsbericht „Muttermilch macht schlau" wurde – Bezug nehmend auf eine renommierte Fachzeitschrift – dargelegt, dass Babys, die längere Zeit gestillt wurden, später intelligenter seien als nicht gestillte Babys. Sie würden sogar später mehr Geld verdienen als die andern! Soziale Herkunft und Bildungsstand der Eltern sollen keine Rolle spielen. Als Ursache für diese positiven Untersuchungsresultate erwähnt der Artikelschreiber „vor allem langkettige gesättigte Fettsäuren", die für die Entwicklung des Gehirns wichtig seien. Kein Wort aber vom direkten Hautkontakt zwischen Mutter und Baby, von der Zuwendung zum Säugling, von der Interaktion zwischen Mutter und Kind. Natürlich kann die Interaktion auch bei Flaschennahrung funktionieren [10].

Immer wieder führt Stillen in der Öffentlichkeit zu Diskussionen. Es soll Menschen geben, die sich durch den Stillvorgang bzw. durch das Ansichtigwerden der Mutterbrust gestört fühlen. Vor einigen Jahren musste in den USA eine 27-jährige, die ihr Kind stillte das Flugzeug verlassen, da sie sich weigerte, ihre Brust mit einer Decke zu verhüllen. Auf vielen Flughäfen der USA protestierten danach hunderte Frauen mit einer öffentlichen Stillaktion. Die entsprechende Fluggesellschaft entschuldigte sich bei der Frau und gegen die verantwortliche Stewardess wurde ein Disziplinarverfahren eingeleitet [145].

Noch in den 70er Jahren des 20. Jahrhunderts wurden drei Frauen, die in einem öffentlichen Park in Miami ihre Kinder stillten, festgenommen wegen „unsittlicher Entblößung". Auch wurden Frauen z.B. aus Warenhäusern in Kalifornien hinausgeworfen, weil sie durch das Stillen ihrer Kinder Anstoß erregt hatten, so berichtet Frau Yalom in ihrer ausgezeichneten Kulturgeschichte des Busens [200, S. 213]

Es ist doch recht erstaunlich, dass im 21. Jahrhundert, trotz der sexuellen Libertinage, nicht nur im prüden Amerika, sondern auch in Europa dieses Thema so emotional beladen ist, dass das Stillen in der Öffentlichkeit noch von vielen nicht als normalste Sache der Welt wahrgenommen werden kann.

Interessant ist auch der gesellschaftspolitische Aspekt des Stillens. Im Kanton Neuenburg (CH) wurde 2006 offiziell beschlossen, dass das Stillen während der Arbeit als Arbeitszeit zu gelten habe. „Vom Kanton Neuenburg beschäftigte Mütter dürfen am Arbeitsplatz ihre Babys stillen und sich die dafür benötigte Zeit als Arbeitszeit aufschreiben. Der Grosse Rat beschloss die entsprechende Gesetzesänderung gestern ohne Gegenstimme. Die Zeit für das Stillen darf aber nur voll zur Arbeitszeit geschlagen werden, wenn das Baby am Arbeitsplatz zur Brust genommen wird" [8].

Verschiedene Studien sollen belegen, dass 25–40% der Frauen beim Stillen sexuell erregt werden bzw. soll die Mehrzahl der Frauen angegeben haben, dass das Stillen „angenehme Gefühle" auslöse [162, S. 19]. Auch Frau Yalom bestätigt diesen Sachverhalt, weist aber darauf hin, dass erst gegen Ende des letzten Jahrhunderts offen darüber gesprochen wurde [200, S. 383/384].

Das Stillen soll nicht nur für die gedeihliche Entwicklung des Kindes von Bedeutung sein, sondern nicht selten auch für den Partner: Für einen hohen Bevölkerungsanteil soll das Stillen des Partners eine hocherotische Vorstellung sein. „In Japan gibt es auch eine mir in der Größenordnung nicht bekannte Anzahl bordellähnlicher Häuser, in denen sich der Kunde für etwa 160–200 Euro stillen lassen kann" [162, S. 30/31]. Schöbl weist in seinem Buch „Erotische Laktation" nach, dass das Stillen des erwachsenen Partners aus erotischen Gründen zwar ein Tabu sei, aber keineswegs selten vorkomme. Gemäß einer Umfrage hätten 40% der Frauen angegeben, ihren Mann gern stillen zu wollen, und über 50% der Männer, dass sie gern von ihrer Partnerin gestillt werden möchten [162, S. 24]. Wir werden hier an den Dialektausdruck „Mämmele" erinnert, der für männliche Alkoholiker gebraucht wird und nichts anderes besagt, als dass er quasi von der Mutterbrust trinkt und von dieser nicht losgekommen ist.

Der bekannte Psychoanalytiker Arno Gruen geht noch einen Schritt weiter [81]: Er erwähnt in einem Interview einen Volksstamm in Venezuela, wo die

Menschen sehr friedlich und kaum aggressiv sind. Die Beziehung zwischen Mutter und Kind soll dort besonders innig sein. Das erste Jahr nach der Geburt wird das Kind fast permanent am Körper der Mutter getragen. Auch danach ist es längere Zeit noch in Verbindung mit ihr. Erst später könne das Kind loslassen und seine eigenen Wege gehen lernen. Gruen ist der Ansicht, dass Menschen, die eine solche enge Beziehung zur Mutter entbehren mussten, später das kompensieren, was sie früher nicht bekommen hatten. Sie müssen andere „runtermachen, weil ihnen die Macht ein Gefühl der Sicherheit gibt" [81]. Wesentliche Weichen werden im ersten Lebensjahr und in der frühen Kindheit also nicht nur für oder gegen eine positive psychisch-sexuelle Entwicklung gestellt, sondern auch für oder gegen eine aggressive, evtl. sogar kriminelle Laufbahn im späteren Leben.

Dass mit der Frauenbrust auch Geld verdient wird, ist altbekannt. Es geht nicht um das Geschäft mit der Prostitution, sondern das mit der Werbung. Frau Ebberfeld berichtet in ihrem Artikel „Welche Macht birgt der Busen?" [62], dass sich mit „Frauenbrüsten" alles verkaufen lässt und nennt als Beispiel Staubsauger, Autos und Schuhcremes. Auch im Bereich der Mode spielt der Busen eine wesentliche Rolle: Gemäß Schätzungen sollen 60–80% der Models Brustimplantate tragen und manche Frauen aus dem Film- und Showbusiness verheimlichen ihre operativ vorgenommenen Brustvergrößerungen keineswegs.

Aus dem bereits Gesagten geht hervor, dass der Haut im Zusammenhang mit Sexualität eine wichtige Rolle zukommt. Frau Adler [2, S. 239] nennt in ihrem Buch drei „Hauptverantwortliche" für einen Orgasmus: die Genitalien, die Haut und das Hirn. Allerdings braucht es dazu auch eine entsprechende Stimmung. Dies gilt als gesichert, denn wenn Regionen im Gehirn elektrisch gereizt werden, die den erogenen Zonen der Haut zugeordnet werden können, entsteht keine sexuelle Erregung, sondern lediglich ein „elektrisches Brummen oder Kribbeln in der gereizten Region". Dies hat natürlich mit Erotik gar nichts zu tun. Es ist auch bekannt, dass bei der sexuellen Begegnung und der Berührung der Haut im Gehirn Oxytocin ausgeschüttet wird. Dieses steigert das sexuelle Interesse, es kann sogar Ängste lösen und Schmerzen lindern. „Der freigesetzte Hormoncocktail aus Dopamin, Endorphinen, Serotonin, Prolaktin und Vasopressin macht glücklich, entspannt, ausgeglichen und erfüllt". Oxytocin wird nicht nur beim Orgasmus „ausgeschüttet", sondern auch bei der Geburt und beim Stillen. Es wurde auch nachgewiesen, dass ein Mann, der mit einer für ihn attraktiven Frau spricht, einen Anstieg seiner Testosteronwerte im Speichel erfährt. Der folgende Satz bedarf allerdings einer Ergänzung: „Sex vermindert das Risiko für Herzinfarkt und Osteoporose, reduziert Depressionen, formt den

Körper und macht Frauen weiblicher und Männer männlicher“ [2, S. 240–242]. Ich gehe davon aus, dass Frau Adler stillschweigend vorausgesetzt hat, dass es sich erstens um eine erfüllte Beziehung, um erfüllte sexuelle Akte handeln muss, und dass zweitens auch die Häufigkeit der intersexuellen Handlungen eine Rolle spielt. Auf unterhaltsame, humoristische Art drückt Adler [2, S. 14] den Zusammenhang zwischen Haut und Sexualität wie folgt aus: „Keine Erregung ohne nackte Haut. Kein Verlangen ohne Haut. Keine körperliche Berührung ohne Hautkontakt. Heiße Gedanken jagen uns Gänsehaut über den Körper. Sogar der Fetischbereich hat es mit Hautsymbolen zu tun: Lack, Leder und Fell … alles erotischer Hautersatz!“

Stellen wir uns folgendes Szenario vor: ein Mann sitzt in einem Café, liest die Zeitung und trinkt Kaffee. Die Kellnerin kommt vorbei und sieht nach, ob der Gast noch etwas konsumieren möchte. Er sieht die Kellnerin aber nicht, da er sich in seine Zeitung vertieft hat. Die Kellnerin möchte ihn aber nicht erschrecken und berührt ihn kurz und ganz vorsichtig an seiner Schulter. Der Gast schaut auf, sie fragt ihn, ob er noch einen Wunsch habe. Er verneint und liest weiter in seiner Zeitung. Flüchtigen Berührungen bei der Arbeit oder anderswo schenken wir kaum Beachtung in unserem Alltagsleben. Der Gast wollte jetzt bezahlen und die Kellnerin bringt ihm die Rechnung. Er gibt ihr ein großzügiges Trinkgeld.

Dass die kurze Berührung seiner Schulter irgendetwas mit seiner Trinkgeld-Entscheidung zu tun haben könnte, auf die Idee würde er wohl kaum kommen. „Er hat die Interaktion mit der Kellnerin kaum bewusst wahrgenommen, zumindest jedoch nicht als irgendwie relevant eingestuft. Doch tatsächlich gibt es einen nachweisbaren Zusammenhang zwischen kleinen, unauffälligen Berührungen und späteren Verhaltensweisen. Es gibt in der psychologischen Forschung sogar einen Namen dafür: Midas-Effekt. Midas ist in der griechischen Mythologie ein gieriger König, der von einem Gott den Wunsch erfüllt bekommt, dass alles, was er berührt, zu Gold werde. Das stellt sich als ein recht dummer Wunsch heraus, der arme König kann weder essen noch trinken und keine anderen Menschen mehr anfassen, alles wird zu Gold. Am Ende wird er von der Gabe – beziehungsweise dem Fluch – wieder befreit. Im Falle der Kellnerin scheint es allerdings kein Fluch, sondern tatsächlich ein handfester Tipp für mehr Trinkgeld zu sein“.

Schon in den siebziger Jahren ergab eine Studie, dass genau das zutrifft, was wir soeben über unseren Gast gelernt haben: „Wenn eine Kellnerin einen Gast kurz an der Schulter oder der Hand berührt, bekommt sie mehr Trinkgeld, und zwar im Schnitt ganze 25% mehr! Dabei gab es übrigens keinen Unterschied zwischen männlichen und weiblichen Gästen – was man ja durchaus vermuten könnte. Auch muss hier angemerkt werden, dass es sich um eine amerikanische Studie handelt – mit Versuchspersonen, die in Amerika sozialisiert wurden. Das Ergebnis dieser Studie lässt sich nicht unbedingt auf andere Kulturen übertragen" [31, S. 49/50].

Zum Schluss möchte ich darauf hinweisen, dass die Corona-Virus-Pandemie (Covid-19) das soeben Gesagte Lügen zu strafen scheint. Bei dieser Problematik geht es um Prioritäten. Natürlich mussten angesichts einer sich ausbreitenden gefährlichen Epidemie Notmaßnahmen ergriffen werden, zu denen als wichtigste der zwischenmenschliche Abstand und das Nichtberühren gehören. Auch der Begrüßungs- und Abschiedskuss waren Bestandteile der Verbote. Diese Maßnahmen sind eben das kleinere Übel. In diesem Zusammenhang wurde ungeschickterweise der Begriff „social distancing" gewählt. Korrekter und besser ist der Ausdruck „physical distancing", wenn es denn schon unbedingt englisch sein muss! Eine soziale Distanzierung oder Isolation ist aber genau das Unerwünschte und kann das psychische Befinden deutlich beeinträchtigen. Es wird leicht vergessen, dass viele Menschen unter diesen an sich richtigen Vorschriften und Empfehlungen gelitten haben und noch immer leiden. Man denke z.B. an Bewohner von Alters- und Pflegeheimen, an Kinder und Großeltern, die ihre Enkel nicht mehr berühren und herzen können. Die Begegnungen beschränken sich auf virtuelle, auf solche, die an einem Bildschirm oder durch Plexiglas hindurch stattfinden müssen. Zu dieser Problematik und über die Folgen ist das letzte Wort noch nicht gesprochen.

Die Medizinhistorikerin Iris Ritzmann publizierte kürzlich in der „Schweiz. Ärztezeitung" das T-Shirt des Künstlers und Musikers Ross Sinclair. Das T-Shirt war als Kunstobjekt gedacht und trug die Aufschrift in Großbuchstaben „Touch me, I am Sick" [157].

Krankheit und Berührung gehören seit Urzeiten zusammen. In seiner Arbeit über „Das Handauflegen" hat Leupold-Kirschnek [126] die „ärztliche Urgebärde" historisch herausgearbeitet, weil ihm aufgefallen ist, dass viele Ärzte – abgesehen von der körperlichen Untersuchung, wie z.B. der Palpation – den Kranken berühren. Diese Berührung geschieht „scheinbar ohne Veranlassung". Damit wird eine Verbundenheit zum Ausdruck gebracht, die das Vertrauensverhältnis zwischen Arzt und Patient – auch heute noch – stärkt.

5 Hautartefakte und gestörte Sexualität

Unter Artefakten sind Hautläsionen zu verstehen, die sich jemand zufügt, um – bewusst oder unbewusst – eine Erkrankung vorzutäuschen. Diese Hautläsionen werden gegenüber dem Arzt als spontan entstanden ausgegeben. Meist werden sie von seelisch kranken Menschen vorgenommen, die oft psychischen Traumata in der Kindheit ausgesetzt waren, mit ihren gegenwärtigen Problemen nicht zurechtkommen und an Depressionen leiden oder gelitten haben. Hautartefakte werden meist von jüngeren Frauen vorgenommen [87].

Die folgenden zwei Fallbeispiele mögen den Zusammenhang zwischen der Haut und einer gestörten Sexualität aufzeigen.

Eine 48-jährige Frau entfernt immer wieder vor einem Vergrößerungsspiegel unerwünschte Haare im Kinnbereich. Obschon diese von einem Facharzt entfernt wurden, sah die Patientin bei ihren regelmäßigen Kontrollen vor dem Spiegel immer neue Haare nachwachsen, die sie zwanghaft auszupfen musste. In der Folge war das Kinn geschwollen, rotviolett verfärbt von den häufigen Manipulationen. In den Gesprächen mit der Patientin fiel auf, dass sie mit lauter und schriller Stimme sprach und dass sie offensichtlich Aggressionen hegte, welche gegen ihre Umgebung gerichtet waren, besonders gegen ihren Mann. Sie wuchs als Einzelkind nach einer schwierigen Geburt in einer Umgebung auf, wo sie von ihren Eltern keine Liebe empfangen habe. Mit zwölf Jahren erlebte sie ihre erste Monatsblutung angstvoll, da sie nie sexuell aufgeklärt worden war. Mit 23 und 24 Jahren wurde sie schwanger, beide Male ließ sie die Schwangerschaft illegal unterbrechen. Wenig später heiratete die Patientin, wurde aber nicht mehr schwanger trotz Kinderwunsch. Nach dem Tod ihres Vaters litt sie an Schuldgefühlen, da sie sich in Verkennung seines Zustandes von zu Hause entfernt hatte und so bei seinem Ableben nicht dabei sein konnte. Bei diesem Thema bekommt die Frau wässrige Augen und wirkt sehr traurig. Mit 42 Jahren befreundete sie sich mit einem Mann, von dem sie sich aber jahrelang nur ausgenutzt fühlte und deshalb die Freundschaft beendet habe. Sie erwähnt ausdrücklich, dass sie sich deshalb „die Haare vom Grind reißen" könnte.

Was bewog die Frau, sich im Gesicht so zu verunstalten? Das Auszupfen der Haare hat für unsere Patientin Ventilfunktion: Während der Manipulation empfand sie eine Art lustvoller Entspannung und fühlte sich danach besser und erleichtert. Die von Schuldgefühlen geplagte, sexuell unbefriedigte und in ihrem Selbstwerterleben gestörte Frau hatte Mühe mit ihren Aggressionen adäquat umzugehen, sodass sie „gezwungen“ war, diese gegen sich selbst zu richten. Auf diese Weise erfolgte eine Bestrafung und zugleich eine lustvolle Entspannung, die an eine sexuelle Handlung erinnert. Auch eine narzisstische Komponente wird deutlich, indem sich die Patientin in einem Vergrößerungsspiegel intensiv und lange betrachtet. Im Gegensatz zum „Schneewittchen“ lautet die an den Spiegel gerichtete Frage nicht „Wer ist die Schönste im ganzen Land?“, sondern „wo sind meine noch zu eliminierenden Haare, ich hässliche und böse Frau“. Sicher aber greift es zu kurz, wenn dem Spiegel nur die Bedeutung zugeschrieben wird, die ihm offiziell zukommt: die realen oder auch die imaginierten Haare auszureißen, die am Kinn angeblich nachgewachsen sind. Dem Spiegel kommt eine symbolhafte Bedeutung zu: Man kann vor dem Spiegel eine Rolle einüben, kann Gestik und Mimik kontrollieren und Wünsche für die Zukunft können vor einem Spiegel ausgesprochen werden in der Hoffnung, dass sie in naher Zukunft in Erfüllung gehen. Im Übrigen: Sagt der Spiegel wirklich die Wahrheit? Er zeigt zwar das Spiegelbild auf, doch ist dieses interpretierbar. Die Aussage des Spiegels im „Schneewittchen“, die Königin sei zwar die Schönste im Land, aber Schneewittchen sei tausend Mal schöner, ist eine willkürliche Aussage, die im Märchen vom Spiegel ausgeht, in der Realität aber vom Betrachter selbst. Der Spiegel sagt also nicht die Wahrheit, wie es auf den ersten Blick scheinen mag. Das Sich-Erkennen im Spiegel kann ebenso zu einem Sich-Verkennen verkommen.

Eine 22-jährige Frau brachte sich massive Hautartefakte auf der Streckseite der Vorderarme bei. Sie war die Tochter eines Alkoholikers und einer dominierenden Mutter. Der Vater kam oft betrunken nach Hause und schlug sowohl die Ehefrau als auch das Kind. Als die Patientin neun Jahre alt war wurde die Ehe der Eltern geschieden. Selbst im Erwachsenenalter schlief die Patientin zeitweise im gleichen Bett wie ihre Mutter. Die Artefakte begann sich die Patientin beizubringen, als die Mutter sich mit einem alkoholabhängigen Mann befreundete. Dieser Freund wurde von der Patientin abgelehnt, nicht zuletzt deshalb, weil er sie sexuell zu belästigen versuchte. Als die Patientin aufgefordert wurde, sich selbst zu zeichnen, zeichnete sie ihre Arme als Schlangen. Dies zeigt einerseits die symbolische Schutzfunktion der Hände, andererseits kommt auch eine Angst zum Ausdruck, Angst vor der eigenen Aggression, die sich gegen das eigene Selbst richtet, aber auch gegen andere. Letzteres kann damit belegt werden, dass die Patientin einmal mit einer Pistole auf den angetrunkenen Freund der Mutter geschossen hatte, als er ihr nachstellte. Danach machte sich die Patientin

Vorwürfe und litt an Schuldgefühlen. Sie begann wieder erneut ihre Vorderarme zu verunstalten. Dass sie in jener Zeit auch Suizidgedanken hegte, zeugt vom Aggressions- und Selbstzerstörungspotential der Frau.[1]

In seinem Buch „Körperkontakt" [139, S. 140] berichtet Montagu über eine Untersuchung, die an 35 Nackttänzerinnen durchgeführt wurde. 60% stammten aus zerrütteten oder labilen Familienverhältnissen, in denen der Vater versagt habe. Durch die Entblößung ihres Körpers haben sie möglicherweise die Aufmerksamkeit und Zuneigung eingefordert, welche ihnen von ihren Vätern versagt wurden. Sie sollen unter dem Gefühl gelitten haben, dass der Vater sie in der Kindheit abgewiesen habe. Wie weit diese Schlussfolgerungen richtig sind bleibe dahingestellt. Sie bleiben sicher hypothetisch, unter anderem auch deshalb, weil die Untersuchung ein zu kleines Kollektiv darstellt, um statistisch gesicherte Angaben machen zu können.

Die Nobelpreisträgerin für Literatur, Elfriede Jelinek, beschreibt in ihrem Roman „Die Klavierspielerin" die Pianistin Erika Kohut, die in einem völligen Abhängigkeitsverhältnis zu ihrer Mutter lebt und von dieser verwaltet und gequält wird. Die Mutter lässt keinerlei Selbstständigkeit der Tochter zu. Sie ist Mitte 30 und arbeitet als Klavierlehrerin. Mutters Devise lautet „Vertrauen ist gut, Kontrolle ist besser". Selbstverständlich ist die Mutter gegen eine Heirat Erikas, da sie glaubt, dass sich ihre Tochter nirgends ein- und unterordnen könnte. Sie möchte Erika davor bewahren, dass ein Mann sie zu etwas anderem umformen könnte.

Über den Ursprung der Tochter äußert die Autorin in ihrer blumig-düsteren Art: „Erika ist erst nach 20-jähriger Ehe auf die Welt gestiegen, an der ihr Vater irr wurde, in einer Anstalt verwahrt, damit er keine Gefahr für die Welt würde" [105, S. 17]. Und am Ende ihres Romans heißt es: Bei der Mutter habe

> „... vor vielen Jahren, ebenfalls in diesem Bett, Begierde zur heiligen Mutterschaft geführt, und die Begierde wurde beendet, sobald dieses Ziel erreicht war. Ein einziger Erguss tötete Begierde und schuf Raum für die Tochter; der Vater schlug zwei Fliegen mit einer Klappe. Und erschlug sich selber auch gleich mit. Aus ihrer Trägheit und schwachem Geist heraus vermochte er die Folgen dieses Ejakulats nicht abzusehen. Jetzt lässt

1 Persönliche Mitteilung von U. Gieler.

sich Erika in ihre eigene Betthälfte gleiten, und der Vater ist unter der Erde begraben [105, S.276]".

Erika schläft also wie früher ihr Vater im Ehebett der Mutter! Sie bringt sich mehrmals Verletzungen bei, sie schneidet sich und versucht, sich Schmerzen zu bereiten, um sich zu spüren, ist aber empfindungslos. Auch sexuell kann sie nicht annähernd wie andere Frauen empfinden, sondern glaubt, Zuflucht zu masochistischen Praktiken nehmen zu müssen:

> „Sie setzt sich mit gespreizten Beinen vor die Vergrößerungsseite des Rasierspiegels und vollzieht einen Schnitt, der die Öffnung vergrößern soll, die als Tür in ihren Leib hineinführt. Erfahrung hat sie mittlerweile darin, dass so ein Schnitt mittels Klinge nicht schmerzt, denn ihre Arme, Hände, Beine mussten oft als Versuchsobjekte herhalten. Ihr Hobby ist das Schneiden am eigenen Körper … Wie üblich tut nichts weh … Sie fühlt nichts … Der Unterleib und die Angst sind ihr zwei befreundete Verbündete, sie treten fast immer gemeinsam auf [105, S. 103–110]".

Mit einem ihrer Schüler, der sie anfänglich verehrt, geht sie eine Pseudobeziehung ein, die sich letztlich auf sadomasochistische Praktiken beschränkt. Am Schluss des Romans sucht Erika ihren Freund, der sie zuvor misshandelt hat, auf, mit einem Messer bewehrt, doch rammt sie das Messer in ihre eigene Schulter und überlebt offenbar, denn die letzten Sätze des Romans lauten: „Erika weiß die Richtung, in die sie gehen muss. Sie geht nach Hause. Sie geht und beschleunigt langsam ihren Schritt" [105, S. 335].

Jelinek beschreibt in ihrem bedrückenden und tragischen Roman eine schwerst gestörte Mutter-Tochter-Beziehung. Die Mutter ist eine dominierende, alles kontrollierende Frau, die nur einen einzigen Lebensinhalt hat: die Verwaltung und Beherrschung ihrer einzigen Tochter. Erika muss zwangsläufig ebenfalls gestört sein, da sie keine Eigenständigkeit besitzt, psychosexuell verkümmert, depressiv und empfindungslos ist. Sie ahnt, zumindest teilweise, ihre Problematik und ist der Mutter gegenüber ambivalent eingestellt. „Sie weiß, diese mütterliche Umschlingung wird sie restlos auffressen und verdauen, und doch wird sie von ihr magisch angezogen" [105, S. 139].

Historisch sind auch gewisse Wanderbewegungen zu erwähnen, z.B. die Flagellanten, die sich im 14. Jahrhundert mit nacktem Oberkörper öffentlich geißelten. Diese Geißelungen wurden auf religiöser Basis durchgeführt, im Zusammenhang mit Gebet und Bußliedern. Im Mittelalter wurde auch in Klöstern die Geißelung praktiziert, obschon diese keine Erfindung des Christentums ist. Beim Isis-Kult im alten Ägypten sollen sich Frauen und Männer gegenseitig ausgepeitscht haben [91, S. 29 u. 13]. Im Übrigen ist der Zusammenhang zwischen Schmerz und sexuellem Empfinden seit langem bekannt. In diesem Zusammenhang sei an den alten Begriff, der Algolagnie (Schmerzgeilheit) erinnert, ein alter Ausdruck für sexuelle Lust durch Zufügen von Schmerz (Sadismus) oder Empfangen von Schmerz (Masochismus). Oder wie es Montagu ausdrückt [139, S. 137]:

> „Masochistische Algolagnie verwandelt das Erleben von Schmerz, Abscheu oder Demütigung in ein Gefühl sexueller Erregung. Sadistische Algolagnie ist das Gegenteil, hier wird der Umstand, dass man dem anderen Schmerz, Unbehagen, Furcht oder Erniedrigung zufügt, zur Quelle der eigenen Wollust."

Auch die Medizin hat in früheren Jahrhunderten darauf hingewiesen, dass „… die Geißelung auf Rücken, Gesäß und Lenden mit sexueller Erregung einhergehe. Sie wurde deshalb bei ermattetem Geschlechtstrieb als Aphrodisiakum oder bei Frauen auch bei Fruchtbarkeitsstörungen verordnet" [5]. Die Geißelung kann als sadomasochistisches Ritual verstanden werden, sie kann auch an Kindheitserinnerungen des Geschlagenwerdens anknüpfen und diese verinnerlichten Bilder neu zu inszenieren versuchen [6].

Zum Schluss ein Beispiel aus der Filmgeschichte:

Gegen Ende des letzten Jahrhunderts gab der Film „Irezumi" bzw. „Die tätowierte Frau" Anlass zu Diskussionen. In diesem japanischen Film verliebt sich ein Geschäftsmann in eine junge Japanerin, von deren schneeweißer Haut er entzückt ist. Er würde seine Geliebte noch schöner finden, d.h. sexuell anziehender, wenn sie sich von einem alten Künstler ein japanisches Motiv auf ihren Rücken tätowieren ließe. Die Geliebte willigt ein und sucht den Tätowiermeister auf. Das Besondere an der Tätowierkunst dieses alten Mannes besteht in der von ihm entdeckten Methode, dass die Haut einer Frau erst bei sexueller Erregung eine ideale Arbeitsfläche für die Tätowiernadel abgibt. Zu diesem Zweck stellt er seinen Sohn und Lehrling an, die junge Frau während des Tätowieraktes eng umschlungen zu halten und sie zu küssen. Die Japanerin verliebt sich in diesen jungen Mann, der sich ihr durch den Tod entzieht [85].

6 Suizid und Sexualität

Auf den ersten Blick mag es vielen unwahrscheinlich vorkommen, dass sich Menschen wegen einer sexuellen Problematik das Leben nehmen. Dies stimmt vielleicht insofern, wenn die Problematik nur auf das ganz Persönliche begrenzt wird, z.B. wegen einer Erektionsstörung oder einer gestörten Libido. Wird aber die Sexualität in einem etwas breiteren Rahmen gesehen, so handelt es sich keineswegs um eine extreme Seltenheit, dass sich Menschen umbringen oder es zumindest versuchen.

Wenn bei psychiatrischen Prüfungen Studierenden die Frage gestellt wurde, welche Berufsgruppe sich vor der Ära einer etablierten Psychiatrie oder Psychologie mit seelischen Problemen, mit seelischen Krankheiten auseinandergesetzt habe, blieb die Frage jeweils unbeantwortet oder das Gesicht der Kandidaten drückte ein großes Fragezeichen aus. Es waren Dichter und Schriftsteller, die sich mit diesen Fragen auseinandersetzten und sie auch erstaunlich gut zu beschreiben wussten. Als klassisches Beispiel sei Frank Wedekinds „Frühlings Erwachen" erwähnt [190], das 1891 vollendet wurde, aber erst 1906 in Berlin uraufgeführt wurde. Es handelt sich um ein gesellschaftskritisches Werk, das sich mit den sexuellen Problemen in der Pubertätszeit und mit dem Leistungsdruck in der Schule auseinandersetzt. Somit weist es heute noch eine Aktualität auf. Die 14-jährige Wendla verliebt sich in Melchior. Sie ist sexuell nicht aufgeklärt und wird schwanger. Melchiors Freund, Moritz, wird wegen schlechter schulischer Leistungen nicht versetzt und erschießt sich in der Folge. Melchior kommt in eine Erziehungsanstalt und Wendlas Mutter veranlasst für ihre Tochter einen Schwangerschaftsabbruch, bei der Wendla stirbt [190]. Wedekinds Werk hat autobiographische Züge, denn in seiner Jugendzeit in der Schweiz haben sich zwei Mitschüler suizidiert. Diese Suizide (1883 und 1885) sind Wedekind sehr nahe gegangen [49]. Im Übrigen waren Suizidhandlungen in der Umgebung Wedekinds recht häufig: Tilly Wedekind, seine Ehefrau, hatte mehrere Suizidversuche unternommen. Ihre Mutter und ihre Schwester hatten ebenfalls „blutige und grausame Suizidversuche" durchgeführt [51].

Eine tragische Geschichte, die sich in unserem Jahrhundert tatsächlich ereignet hat, ist zwar nicht in die Literatur-, aber in die Kriminalistikgeschichte eingegangen. Es ist die folgende: die Gefängnispsychologin Susanne Preusker wurde an ihrem Arbeitsplatz, dem Hochsicherheitsgefängnis in Straubing, von einem Sexualstraftäter 7 Stunden lang als Geisel genommen, mehrfach vergewaltigt und mit dem Tode bedroht. Sie gab sich alle erdenkliche Mühe das Trauma zu verarbeiten und schrieb darüber ein Buch „Sieben Stunden im April“ [150], das wohl auch ein Beitrag war, um auf einen gangbaren Weg zurückzufinden, doch ist ihr dies leider nicht gelungen. Etwa neun Jahre nach der Katastrophe nahm sie sich das Leben. In ihrem Buch trennt Preusker ihr altes von ihrem neuen Leben: Es gibt eine klare Grenzlinie zwischen vorher und nachher: „Denn irgendwann wird jemand wissen wollen, was passiert ist an diesem 7. April 2009. Im Niemandsland zwischen meinem alten und meinem neuen Leben“ [150, S. 52]. Das Verbrechen an Frau Preusker wog besonders schwer: Sie wurde nicht nur sieben Stunden lang als Geisel gehalten, sie wurde extrem gedemütigt und mit dem Leben bedroht, geknebelt und sie durchlitt Todesängste. Der Gefängnisleitung ist es erst nach 7 Stunden gelungen, sie zu befreien. Zusätzlich litt das Opfer auch daran, dass sie nicht außerhalb ihres Arbeitsplatzes, quasi „zufällig“, von irgendeinem Verbrecher vergewaltigt wurde, sondern in „ihrem“ Gefängnis, auf der Abteilung, die sie jahrelang aufgebaut und organisiert hatte, im Zusammenhang mit schweren Sexualstraftätern, mit denen sie täglich Umgang pflegte. Erschwerend kommt auch hinzu, dass sie nie verstehen konnte, dass ihr Martyrium sieben Stunden lang gedauert hatte. Letzteres ist auch besonders schwer zu erklären und zu verstehen „… da fast 300 Polizisten und Hubschrauber im Einsatz waren, während der Geiselnehmer die Psychologin 7 Stunden lang vergewaltigte“ [50, S. 68/69]. Das Buch von Susanne Preusker wurde übrigens 2018 verfilmt mit der Schauspielerin Bibiana Beglau in der Hauptrolle.

Es ist keine Seltenheit, dass sich schwer traumatisierte Menschen erst Jahre oder Jahrzehnte später suizidieren: „Der Beginn der psychiatrischen Traumaforschung ist eng mit der Untersuchung der Spätfolgen von Holocoust und KZ-Aufenthalten verknüpft. Holocoust-Opfer haben sich oft 30–40 Jahre später nach ihrer Befreiung aus dem KZ suizidiert“ (So z.B. Jean Améry und Bruno Bettelheim) [50, S. 68].

Im Folgenden berichte ich von einer suizidalen Frau, die ihre Sexualität – etwas vereinfacht ausgedrückt – eingesetzt hat im Sinne eines Selbstheilungsversuchs:

Die 49-jährige Frau kam zu mir in Therapie, nachdem sie eine gescheiterte Ehe hinter sich hatte und ihr Freund, mit dem sie während Jahren eine sehr gute Beziehung hatte, ein Jahr vorher verstorben war. Sie kam erstmals in meine Praxis, nachdem sie zwei Wochen zuvor einen schweren Suizidversuch unternommen hatte: Sie hatte sich mit ca. 100 Tabletten eines Schlafmittels intoxikiert, das sie zu Hause über die Osterfeiertage eingenommen hatte. Nach etwa zwei Tagen erwachte sie aus ihrem Tiefschlaf, ohne dass eine medizinische Intervention stattgefunden hatte. Mit ihrem psychisch kranken Ehemann hatte sie drei Kinder, die zur Zeit des Therapiebeginns bereits erwachsen waren. Während der Psychotherapie gelang es, die Beziehung zu den Töchtern teilweise zu reaktivieren, nachdem sie zuvor die Kontakte zu ihnen abgebrochen hatte. Allerdings hatte sie sich auch von ihnen Vorwürfe gefallen lassen müssen. Eine Tochter hatte ihr z.B. vorgeworfen, dass die Patientin es nicht verhindern konnte, dass eine männliche Aufsichtsperson sie früher einmal sexuell missbraucht hatte.

Etwa ein Jahr vor ihrem Suizid fragte mich die Patientin, ob sie einen Aids-Test machen lassen könne, da sie sich vor kurzem mit zwei fremden Männern intim eingelassen habe. Der Test war negativ. Trotz regelmäßiger Psycho- und Pharmakotherapie kam es nie zu einer wirklichen dauerhaften Stimmungsaufhellung. Die Patientin war subdepressiver bis depressiver Stimmung und klagte über Symptome wie Schlafstörungen, Einsamkeitsgefühle, Schuldgefühle, Ängste und Konzentrationsstörungen. Bei den Medikamenten veränderte sie jeweils in eigener Regie die Dosierung und nahm sie nur unregelmäßig. Auch während der Therapie war sie zumindest latent suizidal, da sie keinen Sinn mehr im Leben sehen konnte.

Aber was hatte es für eine Bewandtnis mit den beiden Männern, mit denen sie sich intim eingelassen hatte? Sie hatte sie kaum gekannt, es scheint eine oberflächliche und sehr kurz dauernde Beziehung gewesen zu sein. Auch entsprach es nicht ihrem Wesen – in der Zeit zuvor hatte sie es nie getan – sich mit Zufallsbekanntschaften bei erstbester Gelegenheit sexuell einzulassen. Der wohl einmalige Intimverkehr mit zwei verschiedenen Männern, die sie kaum gekannt hatte, sind wohl ein Versuch gewesen, über die innere Leere und Vereinsamung hinweg zu kommen. Diese Versuche sind auch von der Patientin selbst als gescheitert eingestuft worden. Sie hatte sich vergeblich gewünscht, die Vereinsamung, die Leere und die Sinnlosigkeit des Lebens zu bannen, und einen Sinn, quasi eine „Existenzberechtigung" finden zu können.

Nach insgesamt etwa drei Jahren Psychotherapie rief eines Tages eine Freundin der Patientin an und ließ ausrichten, die Patientin habe sich am Wochenende erschossen. Die Nachricht vom Tod der Patientin machte mich betroffen: obschon sie nie als nicht-suizidal eingeschätzt werden konnte, kam der Suizid trotzdem unerwartet [89].

Ein zunehmendes Problem ist das Phänomen Cyberbullying, das regelmäßige Belästigen oder Bloßstellen einer Person per Internet oder Mobiltelefon. Es ist besonders bei Jugendlichen beliebt. Diese können sich im Internet quasi ungehindert gegenseitig diffamieren, meist ohne strafrechtliche Konsequenzen befürchten zu müssen. Oft geschieht dieses Tyrannisieren oder Schikanieren (wörtliche Übersetzung von to bully) anonym. Tragisch ist, dass gegen diese „Mode" und Unsitte sehr wenig getan werden kann, da Präventionsmaßnahmen in den letzten Jahren verpasst wurden, die multimediale Entwicklung zu schnell war und die Kontrolle des Internets eine Illusion ist bzw. die nötigen Gesetzgebungen zeitlich hinterherhinken. Für Jugendliche ist das Handy nicht nur eine Möglichkeit zu telefonieren, sondern Videos, Fotos und Musik machen das Gerät zum digitalen zweiten Ich [83]. Diese Art von virtueller Belästigung und Mobbing unter Kindern und Jugendlichen kann sehr wohl eine suizidale Entwicklung begünstigen und somit eine Dimension erhalten, welche die Täterinnen oder Täter meist gar nicht beabsichtigen. Die Sexualität spielt diesbezüglich insofern eine Rolle, als sich Jugendliche gegenseitig unter Druck setzen, ein Nacktfoto (sog. „sexting": das Versenden von Nacktfotos) von sich preiszugeben, welches dann weiterverbreitet und an andere versendet wird, oft mit ungeahnten fatalen Folgen.

Gerade in Zusammenhang mit der Covid-19-Pandemie haben sich viele Aktivitäten in den virtuellen Raum verlagert, in einer Zeit also, wo physische Begegnungen zumindest stark erschwert sind. Zwar bezieht sich der folgende Autor primär auf ADHS-Kinder, doch wird allgemein festgehalten:

„Auch wenn das erste iPhone 2007 eingeführt wurde und somit alle 13-jährigen und jüngeren Kinder seit ihrer Geburt damit aufgewachsen sind, darf nicht davon ausgegangen werden, dass alle von ihnen in der Lage sind, mit den damit verbundenen Gefahren wie Pädophilie, den Umgang mit Fremden, Gewalt, Cyber-Bullying oder Glücksspiel umzugehen" [14].

Das Suizidrisiko von jungen Menschen, die einer sexuellen oder geschlechtlichen Minorität angehören, ist im Vergleich zur Majorität deutlich erhöht. In der Literatur hat sich die Abkürzung „LGBTI" eingebürgert, das für „lesbian-gay-bisexuell-transgender-intersexuell" steht. Gemäß einer Studie von Marshall et al. [133] war bei Jugendlichen, die zur LGB-Gruppe gehörten, das Risiko für Suizidversuche drei Mal höher als in der Durchschnittsbevölkerung. Warum das Suizidrisiko bei LGBTI-Jugendlichen erhöht ist, hängt zum Teil mit dem sog. Minoritätenstress zusammen. Darunter sind Belastungsfaktoren wie z.B. reale oder befürchtete Diskriminierung oder Gewalt zu verstehen. In diesem Zusammenhang ist oft auch die Geheimhaltung der sexuellen Orientierung und nicht zuletzt auch das Bullying zu sehen, das bereits erwähnt wurde.

Homophobes Bullying ist stärker mit Suizidalität verbunden als andere Formen von Bullying [148].

Auch andere neuere Untersuchungen bestätigen, dass junge Menschen, die zur LGB Population gehören, mehr Suizidversuche unternehmen als heterosexuelle Jugendliche [137]. Es wird darauf hingewiesen, dass junge Frauen, die zur Gruppe der LGBQ (Lesbian, Gay, Bisexual, Queer) gehören), besonders gefährdet sind im Hinblick auf suizidales Verhalten und Suizidversuche [52]. „Queer" heißt ursprünglich seltsam, sonderbar. In unserem Zusammenhang wird heute – vereinfacht ausgedrückt – das sexuell abweichende Verhalten von der Norm, heterosexuell, verstanden.

Zur Prävention ist zu sagen, dass es allgemeine Richtlinien gibt, die durchaus wirksam sein können, so etwa ist das familiäre Umfeld zu erwähnen, das im positiven Fall ein wesentlicher Schutzfaktor gegen das Bullying sein kann. Auch an den Schulen sollten Präventivmaßnahmen zum Einsatz kommen, so etwa sollten Lehrpersonen sich engagieren, dass keine Diskriminierung geduldet wird, egal welcher Art. Das heißt, Lehrer dürfen sich nicht gegen ein Coming-out oder Homophobie äußern, und Schülerinnen und Schüler sollten lernen, mit Minderheiten umzugehen, nicht nur mit LGBTI, sondern auch mit religiösen oder ethnischen Minderheiten.

Mehrere Studien haben gezeigt, dass Suizidhandlungen auch genetische Faktoren zu Grunde liegen können. Ich habe diese in meinem Buch „Suizid und Zweierbeziehung" dargelegt [89, S. 78 ff.].

Zu erwähnen sind auch die in Mitteleuropa verbotenen Zwangsehen junger Frauen, die unter Druck gesetzt werden, einen von den Eltern bestimmten Mann zu heiraten. Widersetzen sich die Frauen diesem Ansinnen laufen sie Gefahr, dass sie von der eigenen Familie umgebracht werden. Geschieht dies hier in der Schweiz, werden die dafür Verantwortlichen vor Gericht gestellt. Um sich dem zu entziehen, können die Eltern ihre Töchter oft in den Suizid treiben. Einzelne Schicksale werden von der „Fachstelle Zwangsheirat", einem Kompetenzzentrum des Bundes, berichtet.

Eine Tageszeitung berichtete vor mehreren Jahren [9], dass unter Schülern oft ein „Spiel mit der Ohnmacht" durchgeführt werde. Die Schlagzeile lautete denn auch „Kinder lassen sich würgen, bis sie wegtreten – freiwillig oder unter Gruppendruck". Bei diesem „Spiel" ist es in der Schweiz schon zu Todesfällen gekommen, die Betreffenden sind an den Folgen des „Chokinggame" gestorben. Das „Spiel spielen" ist grundsätzlich freiwillig, doch steht das gewürgte Kind unter einem enormen Gruppendruck anderer Schülerinnen und Schüler, die daran teilnehmen. In diesem Zusammenhang kommt der Lehrperson eine große Bedeutung zu. Die Ansicht ist weit verbreitet – nicht nur unter Kindern und Jugendlichen – dass das Würgen etwas Harmloses sei, solange es nicht zu stark und zu lange durchgeführt wird. Dass dem absolut nicht so ist liegt auf der Hand.

Im Juni 2020 kam es weltweit zu Massendemonstrationen, nachdem ein Schwarzer, George Floyd, bei einer Kontrolle von einem weißen Polizisten in den USA zu Tode gewürgt wurde. Bis zu diesem Zeitpunkt wurde der Würgegriff bei Festnahmen offenbar vielerorts praktiziert. In der Basler Zeitung war am 10. Juni 2020 zu lesen: „Die Polizei in der US-Millionen-Metropole Los Angeles hat eine umstrittene Festnahmemethode mit sofortiger Wirkung ausgesetzt. Der Würgegriff, bei dem die Blutzufuhr zum Gehirn unterbunden wird, dürfe zunächst nicht mehr angewandt werden, teilte die Polizeibehörde der Stadt … mit“ [46].

Doch was hat das alles mit Sexualität zu tun? Bei dem soeben geschilderten Sachverhalt spielt sie vermutlich keine Rolle. Etwas ganz anderes ist jedoch der sog. autoerotische Betriebsunfall. Mit diesem sind Vorfälle gemeint, die zum Tod führen und auf den ersten Blick aussehen wie ein Suizid, in Wirklichkeit aber kommen solche Menschen zu Tode – es sind vorwiegend jüngere Männer – die sich durch Strangulierungsmethoden der Todesgefahr aussetzen, um die sexuelle Lust zu erhöhen. Gemäß älteren Schätzungen sollen in den USA jährlich bis zu 1.000 Menschen auf diese Art zu Tode kommen. Die Dunkelziffer ist natürlich sehr hoch und in allen Fällen liegt logischerweise kein Abschiedsbrief vor. Die Opfer sind meist nur in Unterwäsche gekleidet. Gegenstände, um sich selbst im Notfall zu retten, liegen bereit, z.B. ein Messer beim Erhängen. Auch wird pornographische Literatur vorgefunden, ein Anzeichen dafür, dass Masturbation das Ziel war [7].

Auch im Zusammenhang mit Suizidattentätern oder Amokläufern wurde die Problematik eines Zusammenhangs zwischen Sexualität und Suizid thematisiert. Obschon es schwierig ist, sich in Attentäter, in ihre Motivationen hineinzuversetzen, sind es nicht nur finanzielle Anreize (für die Angehörigen nach seinem „Opfertod“), sondern die Aussicht, als Held verehrt zu werden und ins Paradies eingehen zu können, die solchen Taten zugrunde liegen. Während z.B. im Koran der Suizid verboten ist, verhält es sich beim sog. Märtyrertod ganz anders. Über die Belohnung im Paradies (zumindest für männliche Suizidattentäter) schreibt Langendorf [124, S. 55/56]: „Auf jeden warten dort, so die Verheißung, 72 schöne Jungfrauen, bereit und hingebungsvoll, frei von Streitsucht, Migräne und Menstruation, die nach jedem Geschlechtsverkehr wundersam wieder zu Jungfrauen werden“. Und im Koran steht zu lesen: „Für die

Gottesfürchtigen aber ist ein Ort der Seligkeit bereitet, mit Bäumen und Weinreben bepflanzt, und sie finden dort Jungfrauen mit schwellendem Busen und gleichen Alters mit ihnen und voll gefüllte Becher“ [57].

Das Thema Suizid und Sexualität hat viele Facetten, auch solche, an die kaum gedacht wird.

7 Träume sexuellen Inhaltes

Während viele den Träumen keine Bedeutung beimessen (Träume sind Schäume), spielen sie in der Psychotherapie oft eine wesentliche Rolle. Träume sind Manifestationen des Unbewussten und können Ängste oder Wünsche zum Ausdruck bringen. Auch wird etwa eine Handlung vollzogen, die in Wirklichkeit nicht ausgeführt werden darf. Der Traum kann auch als Warnsignal aufgefasst werden, als Hinweis, eine bestimmte Problematik neu zu überdenken und sich mit ihr zu beschäftigen. Träume spielen nicht nur in der jüdisch-christlichen Kultur eine Rolle, sondern auch in anderen Religionen, in Märchen, Legenden und Mythen. Von Sigmund Freud wurde der Traum als „Via Regia", als Königsweg zum Unbewussten, bezeichnet. Sein bahnbrechendes Werk „Traumdeutung" ist vor mehr als hundert Jahren (1900) erschienen.

Träume können als Gleichnis aufgefasst und damit zu einer Quelle der Selbsterkenntnis werden. Stefan Zweig berichtet in seiner „Ballade von einem Traum" – in der Ich-Form – von einem Träumenden, der panische Angst erlebt. Er fühlt sich von allen Seiten beobachtet und in seinem tiefsten Inneren durchschaut. Mehrmals finden wir die Worte: „Du bist erkannt! Du bist erkannt!"

Träume können inspirierend die Vergangenheit betreffen oder – viel seltener – auf die Zukunft hinweisend sein. Bekannt für Letzteres dürfte die Erfahrung sein, die der Chemiker Friedrich Kekulé machte. Er fand 1864 im Traum die Lösung eines Problems, das ihn schon länger beschäftigte: er war auf der Suche nach der molekularen Struktur des Benzols, und im Traum sah er eine Schlange, die sich in ihren Schwanz biss. So entdeckte er den Benzolring, auf dem die Kohlenstoffatome ringförmig angeordnet sind [102].

Träume die negativ erlebt wurden, scheinen häufiger vorzukommen als Traumbilder, die ausschließlich positive Gefühle beinhalten. Sogar Schwangere, die sich sehr auf ihr Baby freuen, träumen oft von den Anforderungen als Mutter, denen sie später vielleicht nicht gerecht werden können [158].

In der alten griechischen Medizin wurden Kranke in ein Sanktuarium gebracht, wo sie die Nacht verbringen sollten. Zuvor mussten sie sich einer Reinigungszeremonie unterziehen. Der Schlaf in diesem Gemach war ein Höhepunkt der Behandlung. Während Jahrhunderten galt der Schlaf eines Kranken als gutes Zeichen, als Beginn der Genesung [84]. Diese Auffassung war auch im Neuen Testament bekannt: Als Lazarus gestorben war und Jesus von ihm sagte, dass er schlafe, meinten seine Jünger: „Herr, schläft er, so wird's besser mit ihm" (Joh. 11, 12).

Bei der Deutung von Träumen ist Vorsicht geboten: In der Regel wird der Betreffende nach Einfällen zu seinem Traum gefragt. Der Inhalt des Traumes sollte aufgrund der Lebensgeschichte und der jeweiligen Situation des Träumers als Ganzes erfasst werden. Im Gegensatz zur Auffassung vieler Laien treten Details und einzelne Symbole in den Hintergrund, obschon auch diese eine Bedeutung haben können, z.B. ein Gefäß als Symbol für den weiblichen Schoss oder ein Kirchturm als Phallus-Symbol. Wesentlich ist aber der Traum als Ganzes, wie ihn der Träumer erlebt, wann und unter welchen Umständen er aufgetreten ist und nicht zuletzt auch, wie er ihn selbst interpretiert. Der Therapeut hat quasi eine leitende Funktion, die anregend sein kann, niemals aber hat er eine absolute Interpretationshoheit im Sinne von richtig und falsch. Er hat Fragen zu stellen wie etwa „Wäre es möglich, dass dieser Traum einen direkten Zusammenhang zu Ihrer jetzigen Lebenssituation hat, und wenn ja, welche"? Ich möchte aber betonen, dass Träume nicht immer eine bestimmte Bedeutung haben müssen. In einer Psychotherapie ist es aber sinnvoll, Träume mit einzubeziehen.

Eine ältere Ordensschwester, die während vieler Jahre im Zusammenhang mit depressiven Episoden in Therapie kam, hat von ihrer Hochzeit geträumt, die nach alter, traditionell-religiöser Auffassung, den Beginn der sexuellen Aktivität mit einem Partner bedeutet. Sie berichtete folgenden Traum: „Meine Hochzeit stand bevor. Aber wie sah ich aus? Ich trug die Schwesterntracht mit einer befleckten Putzschürze. Ich schaute so an mir herunter. Nein, so ging es nicht, und die Umstehenden bestätigten mir das". Die Patientin war belustigt und konnte sich nicht erklären, dass ausgerechnet sie von ihrer Hochzeit träumte. Den Traum selbst erlebte sie als angenehm, weil sie „in freudiger Erwartung" stand, dass etwas Neues, Aufregendes auf sie zukomme. Sie bemühte sich nun, die befleckte Schürze auszuziehen, es gelang ihr aber nicht. Die Augen der Umstehenden waren auf diese Schürze gerichtet und sie hörte diese sagen: „Nimm sie ab, die Schürze mit den Flecken".

Nach Einfällen befragt erwähnte die Ordensschwester das Gleichnis vom königlichen Hochzeitsfest im Matthäus-Evangelium. In diesem Kapitel wird ein Mensch beschrieben, der sich geweigert hatte, das festliche Hochzeitsgewand anzuziehen, weil er glaubte, sein eigenes würde genügen. Er wurde von der Hochzeit ausgeschlossen. Der Mensch sieht an seinem eigenen Kleid seine Flecken nicht, meint die Träumerin, wohl aber der König, der auf ihn schaut. Sie zitierte auch aus dem Propheten Sacharia: „Josua aber hatte unreine Kleider an und stand vor dem Engel, der anhob und sprach zu denen, die vor ihm standen, tut die unreinen Kleider von ihm! Und er sprach zu ihm: Sieh her, ich nehme deine Sünde von dir und lasse dir Feierkleider anziehen."

Die Träumerin brachte also die befleckte Schürze in einen direkten Zusammenhang mit Sünde. Die Symbolik drängt sich aus religiöser Sicht geradezu auf, und überdies war die Patientin im Begriff etwas für sie Verbotenes zu tun: Sie steht unmittelbar vor ihrer weltlichen Hochzeit, die ihr als Ordensschwester untersagt ist, da sie ein Gelübde abgelegt hatte, ausschließlich Jesus zum Partner und Geliebten zu haben. Zwar trat dieser Traum erst in einem Alter auf, in dem sie schon während Jahrzehnten als Ordensschwester aktiv war, doch könnte dies auch damit erklärt werden, dass sie sich während ihrer depressiven Phasen – oder während der freien Intervalle – Gedanken über ungelebte Seiten ihrer Persönlichkeit machte, zu denen auch die Sexualität gehört. Möglicherweise waren ihr solche Gedanken nicht immer bewusst, doch hat ihr Unbewusstes sie im Traum daran erinnert. Die schmutzige Schürze ist weniger ein Symbol für ihre persönliche oder allgemeine Sündhaftigkeit, sondern hängt wohl eher mit dem Verbot zusammen, sexuell aktiv zu sein, dem Verbot zu heiraten (ein Austritt aus dem Orden kam für die Patientin allein schon wegen ihres Alters nicht in Frage).

Die gleiche Ordensschwester träumte einige Jahre später Folgendes: Im Traum müsse sie heiraten. Sie befand sich in der Wohnung des Bräutigams, der ein Gefäß in Händen hielt, das mehrere Tiere enthielt. Zuerst zog er eine Schlange heraus, im Raum wurde es immer dunkler und die Patientin fühlte sich gefährdet. Dann sah sie einen schwarzen Frosch, der Angst und Panik auslöste, sodass sie dem Bräutigam davonsprang. Nach Einfällen befragt meinte sie lediglich, dass ihr das Märchen vom Froschprinzen in den Sinn gekommen sei und dass sie sich nicht binden wolle. Dieses Nichtbindenwollen ist ursprünglich ein Nichtbindendürfen gewesen. Während die Patientin den ersten Traum als interessant, lustig und freudig empfand, indem sie etwas völlig Neuem zugewendet war, erlebte sie diesen zweiten Traum als angstvoll und bedrohlich.

Geraume Zeit später träumte die gleiche Patientin, dass sie mit ihrer Cousine und deren Säugling zusammenwohnte. Die Träumende nahm das Kind und setzte es an ihre Brust, um es zu stillen. Das Baby rief der Patientin zu: „Deine Milch ist gut". Nach Einfällen befragt meinte sie, sie habe diesem Kind nur helfen wollen, und im Traum habe sie zu ihrer Cousine gesagt, bevor sie den Säugling an ihre Brust ansetzte: „Meine Brustwarzen sind nicht so gut wie deine!"

In der gleichen Nacht träumte sie auch von einer roten Schlange, auf welche sie einschlägt, um sie zu töten. Die Mitschwestern wollten die Träumende von ihrem Vorhaben abbringen und riefen ihr zu „Komm doch“. Sie schlug aber weiter auf die Schlange ein, bis sie sich schließlich überzeugen ließ und mit ihren Mitschwestern das Weite suchte.

Auch diese beiden letzten Träume sprechen für sich: Im ersten möchte sie ein Kind stillen, das ihr nicht gehört und damit etwas ausführen, das sie gar nicht kann und ihr nicht zusteht. Davon zeugt die selbstentwertende Bemerkung, dass ihre Brustwarzen nicht so gut seien wie die der Cousine. Im Gegensatz dazu steht die Aussage des Säuglings: „Deine Milch ist gut“. Dieser Gegensatz scheint anzudeuten, dass die Patientin eigentlich will, aber nicht darf. Im zweiten Traum schlägt die Träumende auf eine rote, als böse empfundene Schlange ein um sie zu töten. Die Deutung im Sinne der Sexualität, die nicht ausgelebt werden darf, die unterdrückt werden muss, ist naheliegend. Hilfreich sind in diesem Zusammenhang ihre Mitschwestern, welche die gleiche Problematik kennen, die Patientin aber von ihrer Tat abbringen wollen, sie ablenken möchten, wobei dahin gestellt bleibt, in welchem Sinne und bis zu welchem Ausmaß diese Mitschwestern ihre hier zur Diskussion stehende Problematik gelöst oder eben nicht gelöst haben.

Auch wenn die Interpretation der Träume bei der Patientin nur bedingt im Sinne einer praktischen Lebenshilfe genutzt werden konnte, so besteht der Gewinn in diesem Fall auch darin, nicht Erlebtes, Verdrängtes, ins Bewusstsein zu holen, sodass es in die Gesamtpersönlichkeit integriert werden kann. Die sexuelle Problematik musste eingehend mit der Patientin diskutiert werden.

Eine andere, ca. 60-jährige Patientin kam zu mir in Therapie, nachdem sie von ihrem Hausarzt wegen einer depressiven Grundstimmung und „schwersten Entscheidungsstörungen“ überwiesen worden war. Die Frau hatte eine stark ausgeprägte Zwangsstruktur und ist als Kind streng religiös (römisch-katholisch) erzogen worden. Sie berichtete, dass sie bis zum Alter von 20 Jahren sexuell „nie richtig aufgeklärt“ worden sei und bereue es immer wieder, dass sie sich in jungen Jahren nicht für einen Mann entscheiden konnte, der um sie geworben hatte. Diesen Menschen schildert sie als in jeder Beziehung positiv: Er sei gebildet und zuvorkommend gewesen und habe sich um sie bemüht. Da die Patientin jedoch unfähig war eine Entscheidung punkto Heirat zu treffen, habe er sich nach Jahren einer anderen Frau zugewendet und diese geheiratet. Wesentlich später, etwa zehn Jahre vor Beginn der Therapie, ging sie eine Freundschaft mit einem nur wenig älteren Mann ein, zu dem sie aber innerlich und äußerlich nicht stehen konnte. Sie traf sich mit ihm immer nur heimlich und niemand durfte von dieser Freundschaft wissen. Auch diese „Beziehung" gestaltete sich äußerst ambivalent und auf die Sexualität angesprochen meinte sie, dass es nur selten zu sexuellen Handlungen komme und dass es eine „halbintime" Beziehung sei. Sie war sich auch im Unklaren darüber, wie in Zukunft die Beziehung gestaltet werden sollte. Die Patientin hatte generell Mühe Entscheidungen zu treffen, auch außerhalb dieser Beziehungsfragen. In den Gesprächen fiel immer wieder ihre ausgeprägte Ambivalenz und ihre strenges „Über-Ich" auf, das stark religiös geprägt war und ihr ein schlechtes Gewissen machte, weil sie ja eigentlich nur sexuell aktiv sein dürfe, wenn sie in einer Ehe lebe.

Im Laufe der Psychotherapie, die mehrere Jahre dauerte, erzählte sie folgenden Traum:

> „Mein Freund hat sich mir im Bett sexuell genähert. Dann kann ich mich nicht genau erinnern, wie es weiter geht. Ich weiß nach einer gewissen Zeit, es liegt ein Entscheid in der Luft, ob ich ihn heiraten soll oder nicht. Ich sehe vom Bett aus im gleichen Zimmer ein Kind das Trauben isst. Mein Freund spricht über Sexualität."

Für die Patientin ist eine sexuelle Annäherung gleichbedeutend mit dem Entscheid, ihren Freund auch zu heiraten. Vor oder außerhalb einer ehelichen Verbindung ist für sie ein sexueller Akt nicht gestattet, er ist eine Sünde. Sogar im Traum kann sie ihre Sexualität nicht „er-leben", da sie sich nicht genau erinnern kann, „wie es weitergeht". Man könnte geradezu sagen, dass sogar im Traum ihre Sexualität „verdrängt" wird. Das Kind, das Trauben zu sich nimmt, ist – wie die Träumerin selbst bemerkt – ein „Störfaktor". Zumindest unbewusst lehnt sie die Geburt eines Kindes wohl ab, auch ist sie in Wirklichkeit schon zu alt dafür. Auch im Traum ist der Entscheid einer festen Partnerschaft offen, er wird auch hier nicht getroffen. Trotz der überdeutlichen Frage, die der Traum aufwirft, kann die Träumerin die Frage nicht beantworten und das Problem nicht lösen. Die Trauben haben Symbolcharakter: Sie sind eine „süße Versuchung" und in der Werbebranche wird Süßes manchmal in Zusammenhang mit Sexualität in Verbindung gebracht. So wurde vor einigen Jahren für ein Eis geworben, das auf den Namen „Wollust" getauft und welches namentlich in Verbindung zu den sieben Todsünden gebracht wurde. Auch im Alten Testament werden Trauben in Zusammenhang mit Sexualität erwähnt: „… deine Brüste gleichen den Weintrauben … lass deine Brüste sein wie Trauben am Weinstock …" (Hoheslied 7, 8. u. 9).

In einem zweiten Traum, ca. einen Monat später, kommt dem Mann (wohl dem Freund) nur eine passive Rolle zu: Er ist lediglich im gleichen Raum, wo auch ein Bett steht, mit der Patientin anwesend. Es darf wohl der Schluss gezogen werden, dass auch der Freund mit der „halbintimen Beziehung" und den spärlichen sog. sexuellen Kontakten in der Realität nicht zufrieden ist (im ersten Traum sprach er noch über Sexualität!).

Es erstaunt wohl wenig, dass die Patientin kaum Einfälle zu ihren Träumen hatte und dass sie mit den auf der Hand liegenden Deutungsversuchen nicht viel anfangen konnte. Auch sie war leider nicht fähig – wenn auch aus anderen Gründen als die Ordensschwester – die Lehre aus den Träumen ins praktische Leben umzusetzen bzw. ihr Leben sinnvoll zu verändern: Am ehesten sind dafür ihre Zwangsstruktur und ihr zementierter traditioneller katholischer Glaube verantwortlich, die für die Patientin unüberwindliche Hindernisse darstellten.

Abschließend sei erwähnt, dass sich heute das Schwergewicht in der Erforschung der Träume von der psychologisch/analytischen Seite auf die biologische verlagert hat. Man spricht heute von der Traumbiologie.

Der Traum kann als Reaktion neuronaler Prozesse verstanden werden. Im Schlaf werden im Gehirn Informationen verarbeitet. Aussagen wie z.B. die, dass Träume unbewusste Verarbeitungsprozesse sein können oder dass Träume als Gefühle in Bildern aufgefasst werden können, besagen wenig. Auch die moderne Wissenschaft kann keine abschließenden Klärungen und Antworten geben auf das Phänomen Traum, das so alt sein dürfte wie die Menschheit.

Es sind verschiedene Hirnregionen am Träumen beteiligt. Mit Hilfe von bildgebenden Verfahren kann die Veränderung des Gehirnzustandes beim Träumen erfasst und zur Darstellung gebracht werden [66, S. 72].

Neueste Untersuchungen weisen darauf hin, dass dem REM-Schlaf eine wesentliche Bedeutung zukommt. „Die Magnetresonanztomographie hatte uns endlich die erste wissenschaftlich fundierte, das ganze Gehirn betreffende Visualisierung des Gehirns im REM-Schlaf geliefert". Die moderne Forschung legt dar, dass beim Träumen im REM-Schlaft schmerzlich belastende Faktoren im Schlaf vergessen oder beseitigt werden. Oder umgekehrt formuliert: wenn dem REM-Schlaf nicht diese Bedeutung zukäme, „wären wir alle in einem Zustand chronischer Angst in unserem autobiographischen Erinnerungsnetz gefangen und würden uns bei der Erinnerung an prägende Ereignisse nicht nur an alle Einzelheiten erinnern, sondern auch erneut die gleichen belastenden Emotionen erleben" [189, S. 271 und 287].

8 Eine Leidende aus meiner Praxis

Im Zusammenhang mit Menschen, die als Kind unter einer kirchlichen Institution bzw. einer entsprechenden Erziehung gelitten haben, wurde früher von einer neurotischen Entwicklung gesprochen: von einer ekklesiogenen Neurose. Die Neurose – eine unbewusste seelische Fehlentwicklung – wurde in Fachbüchern der Psychiatrie aufgehoben und durch andere Begriffe ersetzt wie etwa Belastungs- und somatoforme Störungen oder Persönlichkeitsstörungen. Die ekklesiogene Neurose war kein offizieller Begriff, er wurde nie in eine wissenschaftliche Klassifikation der seelischen Störungen aufgenommen. Ursprünglich wurde er 1955 von einem Berliner Gynäkologen, Eberhard Schaetzing, geprägt. Allerdings wurde der Ausdruck erst später populär, als er von Klaus Thomas einem breiteren Leserkreis bekannt gemacht wurde. Der Begriff kam zustande, nachdem Schaetzing immer wieder Menschen getroffen hatte, die einerseits Probleme im Zusammenhang mit Frigidität, Impotenz, Homosexualität und Onanie hatten, und die andererseits aber bestrebt waren, ihr Leben nach christlichen Prinzipien zu führen. Thomas hat in Berlin die ärztliche Lebensmüden-Betreuung gegründet und seine Erfahrungen im „Handbuch der Selbstmordverhütung" [179] dargelegt. Er widmet darin der Betreuung und Behandlung von ekklesiogenen Neurosen ein besonderes Kapitel. In 75% der Pfarrhäuser sollen ekklesiogene Neurosen vorgekommen sein. Ein so hoher Prozentsatz einer speziellen Art von Neurose lässt aufhorchen und macht auch skeptisch. Man kann sich des Verdachtes nicht erwehren, dass Klaus Thomas, den ich selbst gekannt und sehr geschätzt habe, die Diagnose ekklesiogene Neurose etwas zu schnell gestellt hat, sobald ein kirchlich-religiös erzogener Mensch eine sexuelle Störung aufwies. Es ist zu berücksichtigen, dass die obigen Angaben auf die 50er und 60er Jahre des 20. Jahrhunderts zurückgehen, wo betreffend Sexualität andere Regeln und Ansichten galten als heute. Eine übertriebene religiöse „christliche" Erziehung kann zwar krank machen und maßgeblich für die Entstehung einer, wie man früher gesagt hat, Neurose verantwortlich sein, doch gilt dies nicht für eine gesunde religiöse Erziehung, die frei ist von Doppelmoral und unnötigen Einengungen, die einer gesunden Entfaltung des Heranwachsenden hinderlich ist. Zu einer krankmachenden religiösen Erziehung gehören vor allem zwei Faktoren: das Milieu, in welchem eine solche Krankheit entsteht, und das Gottesbild. Auf diese Punkte soll aber in diesem Zusammenhang nicht näher eingegangen werden, da das folgende Beispiel zeigen soll, wie auf ungewöhnliche Weise von einem Repräsentanten einer offiziellen Kirche auf eine unerwartete Art sexuelle Gefühle ausgelöst wurden.

Ich gebe die Leiden einer meiner Patientinnen wieder, die für die Publikation nicht nur ihr Einverständnis gegeben hat, sondern die auch fähig war, ihre Schilderung schriftlich sehr eindrucksvoll niederzulegen. Ich halte mich weitgehend an ihren Wortlaut, ihre Kindheit und Jugend betreffend:

> „Ich bin als Einzelkind kurz vor Beginn des Zweiten Weltkrieges in einer Kleinstadt in Deutschland aufgewachsen, und zwar in einer sehr katholischen Gegend und Umgebung. Meine Mutter, mit der ich ca. sechs Jahre lang alleine lebte, bis mein Vater aus dem Krieg zurückkam, war eine im wahrsten Sinne des Wortes sehr gottesfürchtige Frau, die meine katholische Erziehung sehr ernst nahm. Sie hatte eine komplizierte Schwangerschaft, zog sich während dieser Zeit ein Nierenleiden zu, das sie für mehrere Jahre sehr beeinträchtigte. Dazu kam, dass ich ihr wegen eines Ekzems an den Händen, das in meinem zweiten Lebensjahr auftrat und bis ins Erwachsenenalter anhielt, besonders viel Arbeit machte, da sie mir mehrmals täglich die Hände verbinden musste. Meine Mutter war sehr gewissenhaft und nahm die alleinige Verantwortung für mich sehr ernst. Stets war sie in Sorge um mich und achtete sehr darauf, dass mir nichts passiert, dass ich mich nicht erkälte, nicht anstecke, nicht aus dem Fenster falle (wir wohnten im zweiten Stock), dass meine Verbände nicht so schnell schmutzig werden etc. etc. Ich war, glaube ich, ein ziemlich folgsames Kind, denn sie tat mir Leid, weil sie so oft krank war und sich ausser um mich ebenso um meinen Vater sorgte, der im Krieg war. Ich fühlte mich für ihr Wohl verantwortlich, hatte aber doch oft das Gefühl, nicht genug für sie zu tun.
>
> Sehr viel zu meiner Gewissensbildung trug auch der Religionsunterricht bei, ganz besonders der Pfarrer, den wir in der vierten und fünften Klasse Volksschule hatten. Er kam jeden Montagmorgen in die Klasse, mit eng angewinkeltem linken Arm, mit dem er unter der Jacke versteckt den Rohrstock festhielt. Zuerst ließ er uns ein frommes Lied singen, anschließend rief er die Namen der Schüler auf, die am Samstag nicht gebeichtet oder am Sonntag den Gottesdienst versäumt hatten. Die Mädchen mussten rechts vor der ersten Bank warten, die Buben links, wo immer die erste Bank frei gelassen wurde für die Aburteilung der Sünder. Die

Mädchen hingegen bekamen die Schläge auf die Hände. Ich bekam nie Schläge, weil meine Mutter das wegen meines Ekzems so mit dem Pfarrer vereinbart hatte. Dafür musste ich, je nach Vergehen, für eine bestimmte Zeit in der Ecke neben dem Pult knien.

Diese regelmäßig durchgeführten Prügelrituale brachten meine Gefühls- und Triebwelt arg durcheinander. Sie lösten bei mir einerseits große Angst aus, andererseits erlebte ich sie mit der Zeit lustvoll. Das machte mir dann aber sehr zu schaffen, denn ich wusste nicht, wie ich dieses sexuelle Lustgefühl unterdrücken könne, spürte aber, dass da etwas nicht in Ordnung war. Denn das ‚passende' Gefühl in dieser Situation wäre doch sicher Mitleid mit den Gepeinigten gewesen. Was aber viel schlimmer war: Ich versündigte mich gegen das sechste Gebot, das heißt, ich lebte in der Todsünde. Dies bedeutete ewige Verdammnis, wie wir von unserem Himmel-Hölle-Fegefeuer-Pfarrer gelernt hatten, falls ich vor der nächsten Beichte sterben sollte. (Anmerkung: Im Kirchengebet- und Gesangbuch unserer Diözese gab es für die Gewissenserforschung vor der Beichte den ‚Beichtspiegel', in dem die Zehn Gebote aufgeführt waren. Beim sechsten Gebot stand außer ‚Du sollst nicht ehebrechen' auch noch: ‚Du sollst nicht Unkeusches treiben in Gedanken, Worten und Werken, allein oder mit anderen')."

Die Patientin hielt also – wie viele andere auf diese Weise ‚fromm' Erzogene – das Empfinden von sexueller Lust als sündhaft.

„Ich sorgte mich also dem nächsten Beichttermin entgegen, wobei mich die Angst vor der Hölle ebenso quälte wie die Vorstellung, dem Pfarrer sagen zu müssen, was ich verbrochen hatte. Manchmal verließ mich im Beichtstuhl der Mut, was bedeutete, dass ich, statt erleichtert, mit einem zusätzlichen Problem den Beichtstuhl verließ, denn nun war das „ego te absolvo" unwirksam, meine Beichte war ungültig und ich durfte am Sonntag nicht zur Kommunion gehen. In diesem Fall stellte sich für mich ein drittes Problem: Ich musste mich entscheiden, entweder unwürdig zu kommunizieren oder mich auf die Frage meiner Mutter einzustellen, warum ich nicht zur Kommunion gegangen sei. Ich hätte ihr sagen können, mir sei schlecht gewesen, nur wäre mir dann bei meinem Gott die Sünde der Lüge angelastet worden.

Am Montagmorgen sangen wir dann zu Beginn des Religionsunterrichtes wieder ‚Lobt froh den Herrn ihr jugendliche Chöre'. Ich habe immer noch ganz deutlich das Gesicht dieses Pfarrers mit den roten Apfelbäckchen und der randlosen Brille vor mir, wie er genüsslich lächelnd prügelte und dann wieder voller Eifer den Beichtspiegel mit uns durchging, um uns auf jede mögliche Sünde und dazugehörige Strafe hinzuweisen. Er erzählte uns oft von den Märtyrern, die ihr Leben für Gott hingaben, den sie mehr liebten als alles andere, dass auch wir Gott mehr lieben müssten als Vater und Mutter. Dabei wurde mir immer klarer, dass es für mich fast aussichtslos war, in den Himmel zu kommen. Deshalb kann ich heute nicht verstehen, dass ich so lange gottergeben unter der Last dieser vielen Forderungen weiterlebte, ohne zu hinterfragen. Ich war völlig überzeugt, dass leiden ohne zu klagen für ein gottgefälliges Mitglied der allein selig machenden katholischen Kirche der einzige Weg ins Himmelreich war. Im Anschluss an diese erste religiöse Prägung besuchte ich dann für sechs Jahre ein von Nonnen geführtes Gymnasium, wo zwar nicht mehr geschlagen wurde, aber ansonsten ein ähnlich einengender autoritärer Erziehungsstil herrschte.

Nach der Schulzeit hielt der Zwang an, mich selbst zu bestrafen, mich zu schlagen, um anschließend zum Orgasmus zu kommen, nie ohne mich hinterher schuldig zu fühlen. Die Möglichkeit, Sexualität in einer Partnerschaft zu leben, blieb mir lange verschlossen. Immer wenn mir ein junger Mann zeigte, dass er mich nett fand, ließ mich das kalt, obwohl mir doch eigentlich die Sympathie meiner Mitmenschen sehr viel bedeutete. Ich war sehr unglücklich deswegen und befürchtete schon, das würde immer so bleiben, bis ich dann meinen Mann kennen und lieben lernte. Von da an normalisierte sich mein Sexualleben weitgehend, obwohl mich von Zeit zu Zeit doch noch die Lust überkam mich zu schlagen."

Nach mehreren Jahren Psychotherapie hatte die inzwischen ca. 60-jährige Patientin folgenden Traum:

„Ich bin im Garten des Gymnasiums, wo ich damals auch wirklich zur Schule ging. Wir Schülerinnen warten vor einem Schwimmbecken auf unsere Biologielehrerin, auch Klassenlehrerin und Direktorin der Schule. Jetzt kommt sie aus dem Haus und ich flüstere meiner Mitschülerin, die neben mir am Beckenrand steht, zu: ‚Man sollte sie mal da ins Wasser schubsen'. Als die Lehrerin dann zwischen ein paar Schülerinnen am Becken steht, gehe ich wild entschlossen von hinten auf sie zu, versetze ihr einen Stoß und sie landet im Wasser. Alle schauen auf mich und mir wird erst jetzt klar, was ich getan habe und welche Folgen ich zu erwarten habe. Die Direktorin steigt tropfnass aus dem Becken und verschwindet im Haus.

Nach kurzer Zeit kommt sie mit trockenem Gewand zurück. Es ist totenstill und man spürt so richtig, wie alle die Luft anhalten im Hinblick auf die Urteilsverkündung. Meine Gefühle sind eine Mischung aus Angst und lustvoller Erwartung. Die Lehrerin ruft mich zu sich und sagt: ‚Zur Strafe wirst du ein ganzes Jahr im Rollstuhl sitzen und es wird dir streng verboten aufzustehen und dich frei zu bewegen.' Alle sind entsetzt über das harte Urteil. Ich selber bin irgendwie stolz, dass ich mich einmal getraute, so etwas zu tun, während ich doch sonst immer die brave, unauffällige Schülerin bin. Andererseits ist es mir aber auch peinlich, nun den anderen Lehrkräften sagen zu müssen, warum ich im Rollstuhl sitze.

Anfangs werde ich von der Direktorin den ganzen Tag über beobachtet. Nach einiger Zeit nutze ich jede Gelegenheit, wenn sie nicht da ist, aufzustehen und herumzulaufen, denn ich habe Angst, dass meine Muskeln sonst kraftlos werden. Zwischendurch schleicht sich aber auch wieder der Wunsch ein, sie solle mich erwischen und mich noch schlimmer bestrafen. Immer öfter gehe ich frei umher, nicht ohne mich ab und zu fast nach meinem Rollstuhl zu sehnen. Es ist ein einziges Gefühlschaos."

Die Patientin hat zu diesem Traum folgende Einfälle:

„Wahrscheinlich war mein Entschluss, die Direktorin ins Wasser zu stoßen, ein Versuch, die nach so langer Zeit immer noch recht einflussreichen Autoritäten meiner Kindheit endlich loszuwerden, einmal meiner Wut Ausdruck zu verleihen, nicht immer nur zu kuschen und einzustecken. Die auch im Traum auftretenden widersprüchlichen Gefühle zwischen Strafangst und Lust sind – zumindest unbewusst – immer noch da. Warum eine Strafe darin bestand, im Rollstuhl sitzen zu müssen, habe ich mich gefragt. Vielleicht sollte dadurch mein Aktionsradius eingeschränkt

> werden bzw. sollte mir damit vielleicht die Möglichkeit zu weiteren solch tollkühnen Taten genommen werden."

Sie entzieht sich der Strafe – dem Verbleib im Rollstuhl – immer mehr. Auch die Häufigkeit der Kontrollen durch die Oberin – den Richtergott – nimmt ab mit fortlaufender Zeit. Die Träumerin befindet sich gefühlsmäßig zwischen der Angst, noch härter bestraft zu werden, und der Lust an der Strafe (Sehnsucht nach dem Rollstuhl). Sie will der Oberin ein Schnippchen schlagen, indem sie deren Anordnungen umgeht. Dass die Träumerin bei jeder Gelegenheit umhergeht (da die ‚Muskeln sonst kraftlos werden'), ist wohl ein Hinweis auf ihren wesentlichen gesunden Anteil.

> „Nach jahrelanger Behandlung mit Antidepressiva beim Hausarzt entschloss ich mich endlich zu einer Psychotherapie. Zum Glück fand ich einen Arzt und Psychotherapeuten, der meine religiösen und sonstigen Probleme sehr ernst nahm, mich mit Sensibilität und Güte begleitete und mir immer wieder Wege aus meinem inneren ‚Zuchthaus' aufzeigte. Nach vielen Therapiegesprächen und Anregungen, durch Traumarbeit und entsprechende hilfreiche Lektüre entstand in mir allmählich ein Gottesbild, mit dem ich leben kann. Statt hauptsächlich Bonuspunkte fürs Himmelreich zu sammeln, ist es mir jetzt mindestens ebenso wichtig, irdische Freuden zu entdecken."

9 Koro – Das Syndrom der genitalen Retraktion

Im Gegensatz zum Couvade-Syndrom ist Koro in der internationalen Klassifikation psychischer Störungen (ICD 10) aufgeführt unter „sonstige näher bezeichnete neurotische Störungen". Ursprünglich handelt es sich um eine bei malayischen Männern beschriebene Angststörung, bei der befürchtet wird, dass der Penis schrumpfe bzw. sich in den Leib zurückziehe [130]. Das Syndrom wurde vor allem in Indonesien und in Südchina beschrieben und untersucht. Der Name Koro stammt höchstwahrscheinlich aus dem Malayischen und leitet sich vermutlich von „Keruk" her, das soviel bedeutet wie Schrumpfen. Es könnte auch auf das Wort „Kura" zurückgeführt werden, das einen Zusammenhang aufzeigt zur Schildkröte, weil diese sich quasi in den eigenen Körper zurückziehen kann. Man spricht in diesem Zusammenhang von einer kulturgebundenen Form der Erkrankung. Das Störungsbild tritt anfallartig auf, der Betreffende verfällt in Panik, weil er ein Schrumpfen des Penis befürchtet, d.h. ein Zurückziehen seines Gliedes in die Bauchhöhle. Verbunden damit ist eine Todesangst mit entsprechenden vegetativen Symptomen (man spricht allgemein auch vom Syndrom der genitalen Retraktion).

Seltenerweise ist die Erkrankung auch bei Frauen zu finden, die subjektiv ein Zurückziehen der äußeren Geschlechtsteile, der Brüste und der Brustwarzen erleben. Die weibliche Form ist unter dem Namen Kaza-Basolo-Syndrom in Afrika bekannt. Die davon betroffenen Frauen sind der Meinung (resp. haben den Wahn), dass ihre Klitoris von einem bösen Menschen gestohlen und dass dadurch ihr eigenes Leben bedroht werde [131].

Erstmals wurde das Syndrom im 19. Jahrhundert von holländischen Wissenschaftlern beschrieben, welche das Phänomen Koro auf der indonesischen Insel Sulawesi beschrieben haben (früher Celebes) [70]. Die kulturgebundene Form der Erkrankung verläuft zum Teil epidemisch und hat mit lokalen Krankheitsvorstellungen zu tun. Der akute Anfall dauert in der Regel zwanzig bis sechzig Minuten und ist verbunden mit einem unspezifischen Gefühl der Kälte. Die Betroffenen gelten im Allgemeinen als psychisch gesund. Das äußere Geschehen ist durchaus zu vergleichen mit einer in der westlichen Welt bekannten Panikattacke, die allerdings ohne Fixierung auf den Geschlechtsteil abläuft. Außer kulturellen Einflüssen und Umweltbedingungen konnte keine eigentliche Ursache für die Erkrankung eruiert werden; auch eine infektiöse Ursache konnte nie bewiesen werden. Die Betroffenen sind vorwiegend jüngere, selbstunsichere Männer, die an partnerschaftlichen oder sexuellen Problemen leiden. In China wurde das Koro-Syndrom in Verbindung gebracht mit dem Yang und Yin-Prinzip: Yang stellt das männliche Prinzip dar (Aktivität und Lebensenergie), während Yin das entgegengesetzte Prinzip darstellt. Ein Gleichgewicht zwischen Yin und Yang (Homöostase) steht für „kosmische Harmonie" und menschliche Gesundheit [70]. Der akute Anfall kann ausgelöst werden nach sog. „unerwünschten sexuellen Handlungen", wie z.B. Verkehr mit einer Prostituierten. Ein anderer Auslöser ist etwa eine Kälteexposition des Penis, da Kälte ein Schrumpfen des Penis bewirken kann.

Die traditionelle Therapie besteht bei den erwähnten Volksgruppen darin, dass versucht wird, den Penis mechanisch festzuhalten, wobei dafür auch Hilfe von nahen Verwandten in Anspruch genommen werden kann. Auch werden heilende Getränke oder Nahrungsmittel verabreicht (Yang stärkend), wie z.B. gemahlenen schwarzen Pfeffer und Ingwersaft. In China lassen sich die Beschreibungen des Koro, dort Suo Yang genannt, bis ins 2. Jahrhundert vor Christus zurückverfolgen.

In westlichen Ländern gibt es eine nicht kulturgebundene Form des Koro-Syndroms, sie tritt aber sehr selten auf und verläuft anders als bei der kulturgebundenen. Während die letztere bei sog. psychisch Gesunden im Zusammenhang mit lokalen kulturellen Vorstellungen beschrieben wurde, tritt die pathologische Erscheinung in westlichen Ländern im Rahmen neuro-psychiatrischer Erkrankungen auf, so etwa bei Psychosen. Ein weiterer Unterschied besteht darin, dass bei der kulturgebundenen Form – es wurde bereits eingangs erwähnt – das Gefühl des Verschwindens des Penis in der Bauchhöhle mit Todesangst verbunden ist, während diese im Westen fehlt. Mit der Einordnung dieser seltenen Erkrankung in westlichen Ländern tut man sich schwer: Es wurde etwa von Kastrationsangst, von Depersonalisation, von einer wahnhaften Störung oder von einer Zwangsstörung usw. gesprochen, ebenso von Angst- oder Panikstörung. Im Rahmen der klassischen Psychiatrie können diverse psychiatrische oder hirnorganische Störungen die Koro-Symptomatik auslösen. Genaueres dazu ist aber nicht bekannt [70].

Eine spätere Beschreibung eines koroähnlichen Zustandes geht auf Kraepelin zurück, der das Schrumpfen des Penis im Zusammenhang mit einem hypochondrischen Wahn beschrieben hat, anhand eines depressiven Zustandsbildes (vor ca. einhundert Jahren). Statistische Aussagen zu koroähnlichen

Symptomen in der westlichen Welt sind kaum möglich, da die Anzahl der bekannten Fälle zu klein ist. Allerdings wird in der Fachliteratur beschrieben, dass sich diese Symptome, wenn sie im Rahmen einer Schizophrenie auftreten, gut ansprechen auf Neuroleptika (Antipsychotika) [70].

Obschon in unseren Breitengraden das Koro-Syndrom äußerst selten ist, hatte ich vor Jahren Gelegenheit, einen Patienten mit dieser Krankheit selbst zu behandeln bzw. in einer psychiatrischen Klinik behandeln zu lassen.

Der damals ca. 50-jährige, langjährige Patient wurde als fünftes und letztes Kind geboren, seine Geschwister waren wesentlich älter, er sei ein „Nachzügler" gewesen. Mit sieben Jahren verlor er bereits seinen Vater. Die Mutter habe große Mühe gehabt, seine schon in der Präpubertät bemerkbare Homosexualität zu akzeptieren und habe auch seinen Berufswunsch, Kaufmann zu werden, abgelehnt. In der Folge habe er eine Ausbildung als Verkäufer begonnen und abgeschlossen. Seine Mutter habe er als „überprotektiv" erlebt. In seiner Kinder- und Jugendzeit sei er ein „sozialintegrierter Sonderling" gewesen. Nach seinem 20. Lebensjahr sei er eine kurzfristige homosexuelle Beziehung eingegangen, und später sei er eine platonische Liaison mit einer etwa zehn Jahre älteren Frau, mit der er bis zu deren Tod zusammengewohnt hat, eingegangen. Diese habe ihm geholfen, eine autonomere Lebensführung zu übernehmen und seine Minderwertigkeitsgefühle, die nach eigenen Angaben mit seiner Homosexualität zusammenhingen, abzubauen. Von jung an litt er an klaustrophoben Ängsten und diversen Phobien. Fast während seines ganzen Lebens vermied er es, den Lift zu benützen, größere Reisen zu unternehmen oder ein Flugzeug zu besteigen.

Als er mit über 50 an seinem Arbeitsplatz als Verkäufer in einem Warenhaus eine neue Chefin bekam, die den Betrieb umstrukturieren wollte, bekam der Patient immer größere Probleme. Die Bedingungen wurden für ihn „unerträglich", da der Arbeitsdruck immer grösser wurde und da er in dem Betrieb von etwa zwei Dutzend Angestellten der einzige Mann war. Eine depressive Entwicklung bahnte sich an mit Ängsten, innerer Unruhe, Schlafstörungen und Appetitlosigkeit. Mit etwa 58 Jahren wurde er krankgeschrieben und es wurde eine Frühpensionierung angestrebt, die auch durchgeführt werden konnte. Zur etwa gleichen Zeit musste er sich einem chirurgischen Eingriff (Enddarmoperation) unterziehen. In der Folge entwickelte sich eine Störung im Genitalbereich: Der Patient begann zunehmend unter der Vorstellung zu leiden, sein Penis könne sich einrollen und sich in den Bauchraum zurückziehen. Diese zusätzliche gedankliche Einengung führte dazu, dass er kaum mehr sein Zuhause verlassen konnte, da er gegen diese Angst mehrmals täglich warme Sitzbäder durchführte, die eine vorübergehende subjektive Besserung des Befindens brachten. Wenn er dennoch ausgehen musste (z.B. Konsultation bei mir), führte er stets ein Gefäß bei sich, mit welchem er ein Sitzbad hätte nehmen können. Er hat aber nur die nötigen Utensilien für ein Sitzbad mitgebracht, dieses aber in meiner Praxis nie durchgeführt. Er litt also nicht an panikartigen Anfällen, sondern an einer latenten, aber dauerhaften Angst, die ihm das Verlassen der Wohnung erschwerte.

Ein mehrwöchiger Aufenthalt in einer psychiatrischen Klinik brachte eine deutliche Besserung im Befinden. Hier fanden nicht nur Gespräche mit verhaltenstherapeutischem Ansatz statt, sondern er wurde auch mit einem Antidepressivum und einem Tranquilizer behandelt. In der Klinik wurde die Koro-Symptomatik bestätigt, die auf dem Boden einer vorbestehenden agitierten Depression und nach einer Darmoperation entstanden sei. Der Patient hatte auch in der Klinik die wahnhafte Vorstellung, der Penis könne sich zusammenziehen und in den Bauchraum zurückziehen. Auch litt er unter der Vorstellung, dass die Hoden kleiner würden und sich das gesamte Genitale in den Unterleib retrahieren könnte. Die durchgeführten Sitzbäder zu Hause hatten die Bedeutung eines Rituals und brachten immerhin eine kurzfristige Linderung der Problematik. Seine Beschwerden in der Klinik wurden mit einer „fast wahnhaften Gewissheit" vorgetragen. Nach dem Klinikaufenthalt hat sich das Zustandsbild des Patienten deutlich verbessert. Die Medikation wurde eine Zeit lang fortgeführt und auch zu mir kam er wieder zu regelmäßig stattfindenden Sitzungen. Nach einigen Monaten waren die Symptome des Koro-Syndroms nicht mehr feststellbar: Der Patient hatte also diesbezüglich eine vollständige Heilung erfahren.

Sehr selten kommt es vor – so hat mir ein erfahrener Urologe versichert – dass es schwierig sein kann, bei einem stark adipösen Mann mit einem von Natur aus kleinen Penis, diesen zu finden und freizulegen. Es sieht dann wirklich aus, als ob sich der Penis in den Bauchraum zurückgezogen hätte!

10 Couvade-Syndrom – was ist das?

Wenn von einer ansteckenden Krankheit gesprochen wird stellt man sich meist ein Leiden vor, das durch Viren oder Bakterien von Mensch zu Mensch übertragen wird. Eine solche Ansteckung kann z.B. durch Tröpfcheninfektion geschehen oder durch direkten Körperkontakt. Wir sprechen also von einem somatischen Geschehen. Allerdings kann auch die Frage gestellt werden, ob es eine psychogen ausgelöste Ansteckung gibt: Solche Phänomene sind längst bekannt, auch wenn es sich nicht um eigentliche Krankheiten handelt. Als Beispiel möchte ich eine weinselige Runde zu später Stunde erwähnen, wo die meisten nichts mehr zu erzählen haben und wo die Müdigkeit immer mehr Raum einnimmt. In der Folge beginnen z.B. eine oder zwei Personen zu gähnen, die anderen, die bisher noch gar keine Müdigkeit verspürt haben, beginnen jetzt ebenfalls zu gähnen. Oder: Jemand erzählt einem guten Bekannten von seinem Juckreiz auf der Haut (unabhängig davon, welches Leiden diesem zugrunde liegt), der andere bekommt plötzlich das Gefühl, dass es ihn ebenfalls an den erwähnten Stellen zu jucken beginnt.

Nun aber zu unserer eingangs gestellten Frage, was das Couvade-Syndrom bedeutet. Im psychiatrischen Wörterbuch Pschyrembel [130] steht folgende Definition: „Bezeichnung für Auftreten unspezifischer körperlicher und psychischer Symptome bei Männern im Übergang zur Vaterschaft als Ausdruck eines konflikthaft erlebten Anpassungsvorgangs an die Schwangerschaft der Partnerin". Das Syndrom wird auch als „Schwangerschaft aus Mitgefühl" bezeichnet. Dieses Phänomen findet auch sprachlich seinen Ausdruck: Besonders engagierte, werdende Väter sagen manchmal, wenn sie ihren Freunden von der guten Hoffnung ihrer Partnerin erzählen „Wir sind schwanger".

Der Begriff Couvade leitet sich vom französischen ab (couver), zu Deutsch „brüten, ausbrüten, liebevoll betreuen". Ursprünglich ist eine Art Ritus damit verbunden, der schon in präindustriellen Gesellschaften vorzufinden war. Es ging um ein Ritual, bei welchem Geburtswehen durch den werdenden Vater nachgeahmt wurden, während die Rolle der Gebärenden in den Hintergrund trat. Am Ende der Schwangerschaft zog sich der Ehemann Kleider seiner Frau an und verließ das Bett für eine Weile nicht mehr [109].

In der modernen Zeit sind es häufig unspezifische Symptome, die der Ehemann der Schwangeren zu entwickeln beginnt, die in ihrer Gesamtheit aber den

Beschwerden schwangerer Frauen ähnlich sind. Dazu gehören etwa Übelkeit und Erbrechen, Veränderungen im Appetitverhalten, Kopfschmerzen, Nasenbluten, eine deutliche Gewichtszunahme und Irritationen im Urogenitalbereich. Verschiedene Autoren erwähnen auch Zahnschmerzen. Letztere haben zwar keinen direkten Zusammenhang mit der Schwangerschaft, doch ist interessant, dass früher eine Volksweisheit besagte, dass eine Frau bei jeder Schwangerschaft einen Zahn verliere.

Das ursprüngliche Couvade dagegen ist ein Ritual, das bewusst und freiwillig in den präindustriellen Gesellschaften zelebriert wurde. Es ist mindestens zweitausend Jahre zurückzuverfolgen. Der älteste Bericht soll von Diodorus Siculus (60 v. Chr.) aus Korsika stammen. Das Ritual wurde aber auch von Plutarch und Apollonius geschildert. Es war im alten Ägypten bekannt und Marco Polo schilderte Couvade-Rituale im China des 13. Jahrhunderts. Es gab die verschiedensten Formen des Rituals, die z.B. auch das Nachahmen (um nicht zu sagen Nachäffen) der Geburt miteinschlossen. Ein alter Aberglaube aus Schottland besagt, wenn der frisch verheiratete Ehemann anderntags als Erster aus dem Bett steige, dass er all die Leiden durchmachen werde, die seine Frau bei der Schwangerschaft und Geburt normalerweise durchmachen muss [115].

Da zum Couvade-Syndrom auch Ängstlichkeit und depressive Verstimmung gehören können, variieren die Angaben zur Häufigkeit dieses Syndroms erheblich. In den USA schwanken die Schätzungen zwischen 22 und 79%, im Allgemeinen wird der Prozentsatz mit ca. 30 angegeben. Bogren [30] beschreibt in seiner prospektiven Studie 81 Ehemänner von schwangeren Frauen, von denen 16 an einem Couvade-Syndrom litten (also knapp 20%). In einer größeren Studie in Australien wurde bei Männern, deren Frauen schwanger waren, ein Prozentsatz von 31 gefunden, auf welche das Syndrom zutraf. Brizendine [39] ist sogar der Ansicht, dass das Couvade-Syndrom weltweit bis zu 65% bei werdenden Vätern auftritt. Heute wird das Krankheitsbild besonders in industrialisierten Ländern beobachtet, in denen keine Couvade-Rituale mehr praktiziert werden [109]. Das Syndrom ist heute ein Phänomen, das unfreiwillig und unbewusst abläuft [115].

Wie ist das Couvade-Syndrom zu erklären? Natürlich gibt es zu einem so eigenartigen Phänomen, das relativ schwer fass- und abgrenzbar ist, verschiedene Theorien, die das „Konflikthafte“ gemäß Definition zum Ausdruck bringen:

1) Die Identifizierung mit der schwangeren Frau

Die Couvade-Symptome werden als Ausdruck von Angst und als starke Identifikation mit der schwangeren Ehefrau gedeutet.

2) Eine Ambivalenz gegenüber der Vaterschaft
Diese Ambivalenz wird in der Literatur auf den eigenen Vater sowie auch auf sich selbst als werdendem Vater bezogen.
3) Das zu erwartende Kind als Rivale
Der werdende Vater sieht das heranwachsende Leben in seiner Partnerin als Rivalen an, z.B. in dem Sinne, als sich die Mutter nach der Geburt vermehrt dem Kind zuwenden wird (zuungunsten des Mannes).
4) Schwangerschaft wird vom Ehemann als eine Zeit der Umwälzung wahrgenommen die Angst erzeugt, die z.B. zu einer zeitweisen Impotenz führen kann.
5) Neid
Dem Couvade-Syndrom kann Neid gegenüber der Frau zugrunde liegen, die fähig ist, ein Kind zu gebären. Diesem Neid könnten Phantasien aus der Kindheit zugrunde liegen, gemäß deren Empfängnis und Geburt etwas Unheimliches und Kompliziertes ist. Dies würde auch der Vorstellung mancher Knaben entsprechen, gemäß der beim Zeugen eines Kindes der Penis verloren geht bzw. er diesen an die Frau verliert.
6) Abwehren von aggressiven Impulsen
Aggressionen, die sich gegen die Schwangere und gegen das noch ungeborene Kind richten, könnten mit dem Couvade-Syndrom quasi bestraft werden. Demnach würde das Couvade-Syndrom einen Schutz der schwangeren Frau vor den Aggressionen des Mannes bedeuten [115].

Das Couvade-Syndrom soll häufiger bei solchen Männern vorkommen, bei denen die Ehefrau ungewollt und nicht geplant schwanger geworden ist. Dies führt zu einem weiteren psychosozialen Erklärungsversuch: Der Mann fühlt sich während der Schwangerschaft seiner Frau an den Rand gedrängt, marginalisiert. Während der ganzen Schwangerschaft der Frau spielt der Partner eine periphere, untergeordnete Rolle, die möglicherweise mitverantwortlich dafür ist, dass ein werdender Vater Symptome des Couvade-Syndroms entwickelt [35].

In mehreren Studien ist auch der Zusammenhang zwischen Angst und dem Couvade-Syndrom nachgewiesen worden. Die Ängste beziehen sich u.a. auf die Schwangerschaft der Frau und die Geburt. Sie haben aber auch mit der veränderten Beziehung nach der Geburt zu tun, wo nicht mehr eine Zweier-, sondern mindestens eine Dreierbeziehung zu bewältigen ist. Ebenso sind die Ängste auch im Zusammenhang mit dem noch ungeborenen Kind zu sehen, von dem man nicht weiß, ob es auch gesund zur Welt kommt [35]. Das Couvade-Syndrom könnte auch auf die emotionale Verletzlichkeit der Männer während der

Schwangerschaft der Frauen hinweisen. Die Schwangerschaft bringt viele Veränderungen mit sich, nicht zuletzt auch im Leben des Mannes, auf die von vielen offenbar ängstlich reagiert wird [36]. In der Regel verschwindet das Couvade-Syndrom, nachdem das Kind zur Welt gekommen ist. Die ersten Symptome treten in der Regel etwa vom 3. Schwangerschaftsmonat an auf [115].

Auch neuere Untersuchungen gehen davon aus … dass etwa 10% in der Postpartalzeit der Partnerin eine „klinisch relevante depressive Symptomatik aufweisen, mit den höchsten Prävalenzen zwischen dem 3. und 6. Monat postpartal" [182]. Als Prädikator für eine postpartale Depression gilt eine früher durchgemachte psychische Krankheit (vor allem eine Depression). Dieser Sachverhalt trifft sowohl auf Mütter als auch für Väter zu.

Es handelt sich beim Couvade-Syndrom also um eine multifaktorielle Erscheinung. Die vielen Erklärungsmöglichkeiten und Theorien zeugen davon, dass zwar jedes Modell einen Beitrag zur Erklärung leisten kann, dass aber trotzdem das Syndrom nicht eindeutig erklärbar ist [35]. Auch die großen Unterschiede der Prozentzahlen in verschiedenen Ländern können ein Zeichen dafür sein, wie selten oder wie oft die entsprechende Diagnose gestellt wird (in Schweden 20%, in Thailand 61%, und 68% bei den chinesischen Männern). In der schwarzen Bevölkerung kommt es häufiger vor als bei weißen Männern [36].

Gerade weil das Krankheitsbild irgendwie rätselhaft bleibt, schwer zu erfassen ist und viele Ärzte es gar nicht kennen, sind die hormonellen Untersuchungen, die zu diesem Thema gemacht wurden, besonders interessant: Nicht nur bei schwangeren Frauen verändert sich die hormonelle Situation, sondern auch bei deren Männern konnten hormonelle Veränderungen festgestellt werden. Diese werden erst seit einigen Jahren diskutiert. Niedrigere Cortisol- und Testosteronkonzentrationen bei einem relativ erhöhten Oestradiolspiegel konnten bei werdenden Vätern festgestellt werden (im Vergleich zu Männern, deren Frauen nicht schwanger sind). Diese neuroendokrinen Veränderungen sind bei jenen Männern ausgeprägter, die an Couvade-Syndrom leiden [109]. In einer Untersuchung von Storey et al. [174] wurden signifikante Veränderungen der Hormonspiegel von Männern prä-, peri- und postnatal festgestellt (Zeitperioden vor der Geburt, um die Geburtszeit herum und nach der Geburt des Kindes ihrer Partnerin). Niedrige Testosteronwerte der Männer konnten in Verbindung gebracht werden mit mehr väterlichem Verhalten in der Periode nach der Geburt. Auch waren die Testosteronwerte nach der Geburt 33% niedriger als zur Zeit vor der Geburt. Ein Anstieg der Testosteronwerte bei Männern wird mit Erfolg und mit kompetitivem Verhalten in Zusammenhang gebracht. Ein

Absinken der Testosteronwerte nach der Niederkunft ihrer Partnerin erhöht die Ansprechbarkeit für die Vaterrolle und begünstigt die pflegerischen aufziehenden Fähigkeiten für das Neugeborene von Seiten des Vaters [174]. Auch der Prolactinspiegel ist bei Männern mit Couvade-Syndrom höher als bei solchen ohne Syndrom [39].

Es ist interessant festzustellen, dass das Couvade-Syndrom nicht im offiziellen Klassifikationssystem psychiatrischer Erkrankungen Eingang gefunden hat, d.h., dass es nicht als offizielles psychiatrisches Krankheitsbild etikettiert wurde. Die riesigen Unterschiede in den Angaben zur Häufigkeit zeigen die Komplexheit dieses Phänomens auf. In der Regel wird gar nicht auf das Befinden des Partners geachtet, sodass wahrscheinlich nicht wenige Männer am Couvade-Syndrom leiden oder gelitten haben, ohne dass dies als solches je bemerkt wurde. Es ist aber davon auszugehen, dass das Syndrom im weitesten Sinn mit Angst und/oder Depression zu tun hat, vor allem wenn es in einem Gesamtzusammenhang gesehen wird.

In einer medizinischen Zeitschrift erschien 2018 eine Kurzinformation mit dem provokanten Titel „Papa im Babyblues“ [11]. 10% der „frischgebackenen Väter“ sollen an einer postnatalen Depression erkranken und 18% sollen eine Form der Angststörung entwickeln. Auch in diesem Zusammenhang werden u.a. hormonelle Veränderungen geltend gemacht, etwa ein erhöhter Prolactinspiegel und ein niedriger Testosteronspiegel. Es wurden aber auch psychologische Faktoren erwähnt wie z.B. Schlafmangel.

Ob bei den modernen heutigen Vätern das Couvade-Syndrom häufiger oder weniger häufig vorkommt als vor etwa 50 Jahren ist schwer zu sagen. Dass Väter mit einem großen „Anima-Anteil“ [44] besser geschützt sind gegen das Syndrom ist nicht erwiesen. Ein Mann, der am Erleben seiner schwangeren Frau besonders Anteil nimmt und sich engagiert, ist sich seiner Gefühle bewusst und kann sie zum Ausdruck bringen. Andererseits wird er vielleicht umso mehr spüren, dass ihm eine zentrale Erfahrung zeitlebens fehlen und ihm verwehrt bleiben wird. Der Begriff „Gebärneid“ wird in den Schriften Sigmund Freuds vergeblich gesucht. Sinngemäß wird er aber von einer seiner bekannten Schülerinnen, Karen Horney, beschrieben, nach dem sie Psychoanalysen mit Männern durchgeführt hatte. Der Begriff „Gebärneid“ beschränkt sich nicht nur auf die Geburt selbst, sondern er schließt auch die Schwangerschaft, die Mutterschaft und das Stillen mit ein.

Der „schwangere“ Mann – etwas völlig Abwegiges? In der Werbung jedenfalls nicht: „Mit einem nackten ‚schwanger‘ scheinenden Mann samt Partner (ohne Bauch) warb die ‚Homosexuelle Liste Basel' im Herbst 1991 für einen Sitz im Nationalrat" [44]!

11 Sexuelle Übergriffe von Therapeuten

Obschon sexuelle Handlungen zwischen Ärzten, Psychotherapeuten und Patienten nie erlaubt waren und es sie trotzdem immer gegeben hat, haben sie erst in den letzten Jahrzehnten vermehrt Aufmerksamkeit erhalten. Bis in die 80er Jahre des 20. Jahrhunderts gab es nur wenige wissenschaftliche Untersuchungen zu diesem Thema. Der offizielle Begriff für sexuelle Übergriffe wird in Fachkreisen mit PSM (professional sexual misconduct) benannt, auf Deutsch etwa: sexueller Missbrauch in professionellen Abhängigkeitsverhältnissen [184].

Als ich in den 70er Jahren als Assistenzarzt in der psychiatrischen Universitätsklinik Basel bei Prof. Kiehlholz gearbeitet habe, hat er seinen Assistenten dringend geraten, bei der körperlichen Untersuchung, die bei Neueintritten obligatorisch war, stets eine Pflegeperson im gleichen Zimmer dabei zu haben. Ich habe jeweils für dieses Prozedere die Abteilungsschwester gebeten ins Untersuchungszimmer mitzukommen: Sie lächelte mir jeweils freundlich zu und sagte mir ganz vertraulich: „Sie sind der Einzige, der sich an diese Weisung hält!" Dies zeigt, dass der Rat eines erfahrenen Klinikdirektors damals nicht ernst genommen wurde.

Sind sexuelle Handlungen zwischen Patienten, Patientinnen und Ärzten, Therapeuten in den letzten Jahrzehnten häufiger geworden? Nicht unbedingt: Aber heute wird mehr darüber geredet als noch im 20. Jahrhundert. Zwar hat die Anzahl von Ärzten, Psychiatern und Psychotherapeuten in den letzten 50 Jahren stark zugenommen, aber es existieren heute mehr Untersuchungen, die solche Handlungen erfassen, auch wenn die Dunkelziffer noch immer hoch sein dürfte. Eines steht jedoch fest: Solche Handlungen, Beziehungen sind grundsätzlich immer als Straftat zu werten. Schuld an diesen Vorfällen ist in jedem Fall und immer der Arzt, der Therapeut oder die Therapeutin. Dies ist auch dann der Fall, wenn der Beginn einer sexuellen Handlung oder einer Beziehung vom Patienten oder einer Patientin ausgegangen ist. Grundsätzlich gilt das Gesagte für alle Ärzte und Therapeuten, doch geht es hier in erster Linie um die Domäne der Psychotherapie, weil das Abhängigkeitsverhältnis ein ganz besonderes ist. Natürlich gilt dasselbe auch z.B. für andere Ärzte, obschon es bei Spezialisten wie z.B. Augenärzten um eine geringere Machtposition gegenüber dem Patienten geht als in psychotherapeutischen Beziehungen.

Die Begründung für die erwähnte Problematik ist einer Textpassage aus einem Urteil des Schweizer Bundesgerichtes zu entnehmen:

„In der Psychotherapie, die in der Regel in einer exklusiven Zweierbeziehung durchgeführt wird, vertrauen sie (Therapeut und Patient) sich gegenseitig in einem Masse, wie es in Alltagsbeziehungen nicht üblich ist, mit all ihren Problemen, Sorgen und Schwächen den Behandelnden an und legen dabei ganz persönliche Gefühle, Phantasien, Ängste und Wünsche offen. Daraus entwickelt sich eine außerordentlich intime Situation, die sich im Laufe einer Therapie meist verstärkt und in hohem Masse eine Verletzlichkeit des Patienten mit sich bringt. Denn im Verhältnis zum Therapeuten werden in dieser Situation eine ganze Reihe von Selbstschutzmechanismen, die im normalen Leben unverzichtbar sind, außer Kraft gesetzt, sodass sich der Patient in gewissem Maß dem Therapeuten ausliefert. Dadurch entsteht eine starke Bindung, die mit intensiven Gefühlen von Idealisierung, Verliebtheit, Liebe, Wut und Hass verbunden sein kann. Charakteristisch für diese Bindung ist stets ein erhebliches Machtgefälle zwischen Therapeut und Patient und von daher ein ausgeprägtes Abhängigkeitsverhältnis ... jede therapeutische Beziehung lebt von der grundlegenden Voraussetzung, dass Patienten darauf vertrauen können, dass die Grenzen gewahrt bleiben und dass der Therapeut sie schützt und nicht eigennützig agiert. Dabei trägt allein der Behandelnde die Verantwortung für den therapeutischen Prozess“ [zitiert nach 184, S. 114].

Es gilt also eine Balance in der therapeutischen Beziehung einzuhalten, die verglichen werden kann mit einer Gratwanderung zwischen Empathie, Zuwendung, Respekt und auf der anderen Seite eine zu große Nähe, die zu sexuellen Handlungen führen oder zumindest solche begünstigen können. Oder wie es in einem kurzen Artikel zu einer Fachtagung genannt wurde „Weder zu nah noch zu fern“, oder einfach „distanzlos-distanziert“ [197].

Vor kurzem hat eine Psychologin ihre Masterarbeit zum Thema „Verliebtheitsgefühle gegenüber Patientinnen und Patienten in der Psychotherapie“ geschrieben. In dieser hält sie aufgrund von 409 Stichproben fest, dass ca. 95% der befragten Therapeuten angegeben haben, mindestens einmal eine Patientin/Patienten attraktiv gefunden zu haben, mehr als die Hälfte erlebten Verliebtheitsgefühle. Ebenso viele – darunter Männer mit einer 5,9mal erhöhten Chance im Vergleich zu Frauen – bejahten die Frage nach sexuellen Anziehungsgefühlen. 4,2% haben sich schon einmal erotischen Aktivitäten hingegeben, 2,4% sogar sexuellen Handlungen [156].

Es ist davon auszugehen, dass etwa 10% der Fachleute im Gesundheitswesen sexuelle Übergriffe ihren Patienten gegenüber begehen [184, S. 59] (im Laufe ihrer Tätigkeit). Auch in einem offiziellen Psychiatrie Lehrbuch [15, S. 329] wird darauf hingewiesen, dass etwa 10% der befragten Psychotherapeuten angegeben haben, sexuelle Kontakte mit Patienten gehabt zu haben.

Lange ging man davon aus, dass etwa drei Viertel aller Opfer von sexuellen Übergriffen innerhalb des Gesundheitswesens Mädchen und Frauen sind und etwa ein Viertel Knaben und Männer. Bei den Tätern ist es gerade umgekehrt: Drei Viertel der Täter sind Männer und nur ein Viertel Frauen [184, S. 85]. Das Geschlechterverhältnis scheint sich aber in den vergangenen Jahren verschoben, eher angeglichen zu haben.

Es geht in diesem Kapitel nicht darum, Ärzte, im besonderen Psychiater und auch Psychologen schlecht zu reden, sondern es geht darum festzuhalten, dass es in diesem Bereich eine Nulltoleranz gibt. Natürlich sind auch wir Menschen mit einem Privatleben und Personen, die mit Schwächen behaftet sind. Wir müssen uns aber unserer Eigenverantwortung stets bewusst sein. Es liegt auf der Hand, dass Therapeuten die depressiv erkrankt sind oder an einer Suchtproblematik leiden, eher gefährdet sind, in der therapeutischen Situation zu Tätern zu werden als gesunde, ausgeglichene Therapeuten. Zu Recht schreibt Tschan [184, S. 112]: „Viele Ärzte lassen einen eklatanten Verantwortungsmangel erkennen, wenn Suchtprobleme, depressive Erkrankungen und andere psychische Leiden ihre Gesundheit bedrohen. Viele dieser Schwierigkeiten können die Fähigkeit, fachliche Grenzen adäquat zu wahren, beeinträchtigen.“

Jedes Opfer, das einen sexuellen Übergriff in der therapeutischen Situation erleben musste, soll nicht nur den Arzt wechseln, sondern es braucht auch fachliche Hilfe. Das Opfer kann auch Anzeige erstatten, die heute ernster genommen wird als noch vor wenigen Jahrzehnten. Es kann sich auch an die Ärztegesellschaft oder an entsprechende Ombudsstellen wenden. Therapeuten, die in Gefahr sind einen sexuellen Übergriff zu begehen oder begangen haben (in der Regel geschieht dies nicht von heute auf morgen), steht die Möglichkeit offen, sich in Supervisions- und Intervisionsgruppen auszutauschen. Im Übrigen gibt es in der Schweiz ein Unterstützungsnetzwerk ReMed: „Das Unterstützungsnetzwerk für Ärzte und Ärztinnen respektiert das Arztgeheimnis und kann Sie kompetent beraten. Auch bei anderen beruflichen und persönlichen Krisen ist ReMed für Sie da“ [177, S. 55].

So sehr sexuelle Übergriffe in der therapeutischen Situation zu verurteilen sind, so wenig sind generelle Verdächtigungen und ein „Therapeutenbashing“ angesagt im Sinne eines Generalverdachts, wie die Schweizerische Ärztezeitung vor etlichen Jahren beschrieben hat: „Die Zeitschrift ‚Beobachter' sucht für einen Artikel junge Patientinnen und Patienten, die von einem Arzt oder

Psychiater sexuell belästigt worden sind. Absolute Vertraulichkeit ist gewährleistet, im Artikel werden Betroffene nur anonym erwähnt. Bitte melden bei ‚Beobachter' Redaktor Thomas Grether". Der Kommentar in der Ärztezeitung lautet: „Die Hetzkampagne gegen uns Ärzte schreckt auch beim ‚Beobachter' vor keiner Schranke zurück ... Es werden also junge Patientinnen gesucht, die anonym ihren Arzt und dadurch die ganze Ärzteschaft verurteilen und beschimpfen können. Eine objektive Kontrolle der Aussagen ist bei dieser absoluten Vertraulichkeit kaum gewährleistet und öffnet das Tor für Lügengeschichten nach der Devise: Es bleibt immer etwas hängen" [201]. Es fehlt auch jeder juristische Anstand im Sinne von: Audiatur et altera pers. (Man höre auch die andere Seite).

Einige persönliche Erlebnisse, die ich im Laufe von mehreren Jahrzehnten Berufserfahrung gemacht habe, seien angefügt:

Vor Jahren hatte ich folgendes Erlebnis: Eine junge Frau, die bei mir in ambulanter Therapie war, äußerte nach einiger Zeit, dass sie zu wenig vorankomme und zu einem anderen Therapeuten gehen möchte. Ob ich ihr jemanden empfehlen könne? Ich empfahl ihr einen Kollegen, den ich persönlich kannte und mit dem ich in der Klinik zusammengearbeitet hatte. Nach Jahren kehrte diese Frau in meine Praxis zurück und berichtete mir, der von mir empfohlene Therapeut habe sie sexuell belästigt! Eine Anzeige ist wohl nie erfolgt.

Zwei Mal bin ich in einer therapeutischen Situation von Frauen stürmisch umarmt worden, quasi als Begrüßungszeremoniell – sie waren beide manisch!

Eine übergewichtige noch junge Frau warf mir während der Therapiesitzung vor, ich würde mich ihr gegenüber trocken und sehr neutral verhalten. Ich fragte sie wie sie das meine. Sie antwortete, dass ich keine körperliche Nähe zuließe und sie nie streicheln würde. Ich versuchte ihr zu erklären, warum dies nicht möglich, warum so etwas unzulässig sei und jeder seriösen Psychotherapie widersprechen würde.

12 Weshalb homosexuell?

Ich möchte vor allem zwei Punkte kurz herausgreifen und zur Sprache bringen:

1.) Da Homosexualität keine Krankheit ist kann sie auch nicht „geheilt" werden.
2.) Was sind die Ursprünge der Homosexualität?

1) Als vor Jahren mein Buch „Keine Angst vor der Couch! – Warum Religion Psychotherapie verträgt" herauskam [90], habe ich Reaktionen und Stellungnahmen erhalten, die ich nicht erwartet habe. Das Buch umfasst ca. 200 Seiten, von denen knapp 3 Seiten dem Kapitel „Homosexualität und Religion" gewidmet sind. Von gewissen religiösen Kreisen und Gruppierungen habe ich mehrere Zuschriften erhalten, die lediglich zu diesen 3 Seiten Stellung nahmen und mich für meine Aussagen kritisierten. Die übrigen 197 Seiten waren offenbar uninteressant. Ich habe mich nur dafür eingesetzt, dass Homosexuelle – im religiösen Bereich und in kirchlichen Institutionen – nicht ausgegrenzt werden dürfen und dass Homosexualität keine Krankheit und somit nicht therapierbar sei. Mit anderen Worten: Ein Homosexueller kann nicht zu einem Heterosexuellen „bekehrt" oder umtherapiert werden, genau so wenig wie dies auch umgekehrt möglich ist. In den Zuschriften wurde behauptet, dass mit Hilfe von psychotherapeutischen Maßnahmen aus einem Homosexuellen ein Heterosexueller gemacht werden könne! Diese Behauptung ist grundsätzlich falsch.

Die Briefe waren in der Regel begleitet von Broschüren und Bulletins, in welchen die entsprechenden Thesen vertreten wurden. In einem persönlich an mich gerichteten Brief schrieb jemand, dass „der Kannibalismus nur eine extreme Form der Perversion der Homosexualität" sei! Nur eine einzige wissenschaftliche Arbeit wurde mir zugesandt, die eine sog. „reparative" Therapie („reparative therapy") zum Inhalt hatte. Die Untersuchung berichtet von 143 Männern und 57 Frauen, die vorwiegend homosexuell waren („predominantly homosexual"), die nach der Therapie mindestens eine minimale Veränderung („minimal change") von der homosexuellen zu einer mehr heterosexuellen Orientierung gefunden hätten [170]. Allerdings wird nicht ausgeführt, was genau unter der „reparative therapy" zu verstehen ist. Zudem waren die Probanden mit einem heterosexuellen Partner verheiratet, sodass sie also unter einem großen Druck standen, ihre sexuelle Orientierung zu ändern. Ob mit solchen

Methoden die Geschlechtsidentität verändert werden kann, ist in jedem Fall anzuzweifeln.

Das deutsche Gesetz betreffend Konversionstherapien soll diese Therapie bei unter 18-Jährigen ganz verbieten. Der Gesundheitsminister Jens Spahn (CDU), der in einer homosexuellen Beziehung lebe, soll sich für dieses Gesetz stark gemacht haben. Das Gesetz soll auch Geltung haben für Erwachsene, sofern sie einen „Willensmangel" aufweisen, d.h. wenn Täuschung, Zwang oder Drohung vorliegen [193].

In diesem Zusammenhang muss erwähnt werden, dass nicht nur zu 100% homosexuell und zu 100% heterosexuell empfindende Menschen existieren. Auch wenn eine weitere Gruppe, die Bisexuellen zu berücksichtigen sind, ist damit der Realität noch nicht Genüge getan, da manche Menschen vorwiegend heterosexuelle, aber auch homosexuelle Tendenzen haben, sowie es homosexuelle Menschen gibt, die auch heterosexuelle Empfindungen haben, selbst wenn diese weniger stark ausgeprägt sind. Die sexuelle Orientierung ist somit als Erlebens- und Verhaltensspektrum zu sehen, welches sich zwischen den Polen ausschließlich heterosexuell bis ausschließlich homosexuell abspielt [141]. Diverse andere Formen der Sexualität würden den Rahmen dieses Kapitels sprengen und stehen hier nicht zur Diskussion.

Homosexualität war früher eine offizielle psychiatrische Diagnose, die erst in den 70er Jahren des letzten Jahrhunderts aus den Diagnoseschlüsseln verschwand. 1973 hatte die „American Psychiatric Association" erklärt, dass Homosexualität keine Krankheit sei [141]). Die Häufigkeit der Homosexualität wird mit sehr unterschiedlichen Zahlen belegt. Sie schwanken zwischen mindestens 4% der Männer und 2–3% der Frauen, die ausschließlich homosexuell empfinden, [154] andere Schätzungen gehen weltweit von etwa 6–8% Homosexueller der männlichen Bevölkerung aus bzw. von 4–6% der weiblichen Bevölkerung, die lesbisch sind [141]. Es muss aber berücksichtigt werden, dass in manchen Großstädten die Zahlen erheblich grösser sein dürften, so soll der Anteil von schwulen und lesbischen Menschen z.B. in San Francisco 15–20% betragen.

Auch wenn heute das Ansehen der Homosexuellen in westlichen Ländern nicht zu vergleichen ist mit früheren Jahrhunderten, ist doch zu bedenken, dass in manchen Ländern Homosexuelle noch heute verfolgt, misshandelt oder gar hingerichtet werden, so etwa im Iran, in Saudi-Arabien und in Jemen. Aus Bagdad gibt es erschreckende Berichte über sogenannte Schwulenpogrome, wo Homosexuelle gefoltert und ermordet werden. Es sei auch daran erinnert, dass homosexuelle Aktivitäten in der Schweiz erst seit 1942 nicht mehr als strafbare Handlungen eingestuft werden [187 und 181, S. 130].

Zu Beginn dieses Jahrhunderts geriet die katholische Kirche unter Druck, da in der Öffentlichkeit immer mehr von sexuellen Übergriffen durch Priester berichtet wurde. In diesem Zusammenhang wurde auch das Thema Homosexualität bzw. der Zölibat diskutiert. Es ist anzunehmen, dass im Klerus eine überdurchschnittlich große Zahl von Männern homosexuell sind, Schätzungen gehen von bis zu 25% aus. Nicht wenige mehr oder weniger berufene Menschen forderten die „Abschaffung des Zwangszölibats" [153, S. 150/151 und 163]. Dieses Postulat war eine natürliche Folge, nachdem nach jahrelanger Verheimlichung viele Missetaten ans Tageslicht der Öffentlichkeit gedrungen sind. Der Begriff „Zwangszölibat" muss insofern etwas relativiert werden, als jedermann sich für den Zölibat mehr oder weniger freiwillig entscheidet. Allerdings wissen viele junge Männer im Priesterseminar nicht, was es praktisch heißt, in Zukunft auf ihre aktive Sexualität zu verzichten.

In seinem Buch „Wer sorgt für die Seele?" schreibt Rauchfleisch [153, S. 185]: „Es ist meines Erachtens kein Zufall, dass es, wie die Ereignisse im Jahr 2002 gezeigt haben, bei einer großen Zahl katholischer Priester zu sexuellen Übergriffen gegenüber Frauen und Kindern gekommen ist. Die von der katholischen Kirche erzwungene zölibatäre Lebensweise der Priester führt bei ihnen leicht zu ungestillten Sehnsüchten und intensiven Wünschen nach Zärtlichkeit und Sexualität, die nicht gelebt werden dürfen. Viele der Täter sind sich kaum bewusst mit welchen Spätfolgen die jugendlichen Opfer zu rechnen haben. Viele leiden später unter Angstattacken, Defiziten im Gefühlsbereich und unter Vertrauensverlust, der die eigene Person und andere Menschen betrifft. Manche sind lange Zeit nicht in der Lage aufgrund von Scham- und Schuldgefühlen von ihren seelischen Verletzungen zu sprechen. Oft dauert ein solcher Zustand über Jahrzehnte an."

Die eingangs erwähnten Proteste gegen meine Aussagen in meinem Buch erfolgten von reformierter Seite. Am 7.4.2015 wurde im TV im NDR eine Sendung (21.15 Uhr) ausgestrahlt mit dem Titel „Panorama der Reporter: die Schwulenheiler". Verschiedene kirchliche Vertreter (nicht nur von Freikirchen) äußerten sich sinngemäß, dass Homosexualität nicht „gottgefällig" sei. Es wurde auch ein gläubiger Arzt aus Hamburg erwähnt (Dr. Arne Elsen), der mit Gebet versucht die Homosexualität zu „heilen" und diese in Verbindung brachte mit Dämonen! Der Arzt ließ via Anwalt ausrichten, dass er Fragen offiziell nicht beantworten wolle. Die Argumentation in gewissen kirchlichen Kreisen geht davon aus, dass Homosexualität Sünde sei, die somit auch – wie auch immer – „therapiert“ werden könne oder müsse – oder „weggebetet“ werden sollte.

2) Über den Ursprung der Homosexualität ist wenig bekannt. Sie existiert seit Jahrtausenden in praktisch allen Kulturen. Die klassische psychoanalytische Theorie besagt, dass sie „nicht angeboren“, sondern dass sie durch „spezifische Weichenstellungen in der Kindheit“ zustande komme. Dies zeigt lediglich, wie wenig über die eigentlichen Ursprünge der sexuellen Orientierung bekannt ist [154, S. 51]. Dasselbe gilt grundsätzlich auch für die heterosexuelle Orientierung, doch wird diese viel weniger untersucht, da sie als gegeben, als normal und als automatisch zustande kommend angesehen wird.

Allerdings scheinen Zwillingsuntersuchungen dafür zu sprechen, dass es eine hereditäre Komponente in der sexuellen Orientierung gibt. Trotzdem ist es nur einer der Faktoren, sodass auch von „angeborenen Dispositionen“ gesprochen wird [154, S. 51/54]. Die Zwillingsuntersuchungen sind aber trotzdem interessant: So kommen Bailey und Pillard [17], die Zwillingsbrüder von homosexuellen Männern untersucht haben, zum Schluss, dass 52% der eineiigen Zwillingsbrüder, aber nur 22% der zweieiigen Zwillingsbrüder homosexuell waren. Eine analoge Untersuchung der gleichen Autoren [18] bei Frauen ergab, dass 48% der monozygoten Zwillingsschwestern und 16% der dizygoten Zwillingsschwestern homosexuell waren [18]. Auch andere Autoren bestätigen, dass die Übereinstimmung (Konkordanz) betreffend Homosexualität bei eineiigen Zwillingen signifikant höher ist als bei zweieiigen Zwillingen [140].

Diese Untersuchungsergebnisse können aber die Frage nach dem Beginn der Homosexualität nicht beantworten. Es ist auch bekannt, dass Homosexuelle in der Verwandtschaft mehr ebenfalls Homosexuelle aufweisen als in der Durchschnittbevölkerung vorkommen. Die eigentlichen Ursachen der homosexuellen Orientierung können also nur sehr allgemein formuliert werden. Rauschfleisch spricht von der „Kern-Geschlechtsidentität“ [154, S. 23] und versteht darunter das bewusste und unbewusste Erleben, ein Knabe oder Mädchen in Bezug auf das biologische Geschlecht zu sein. Dieses Erleben komme durch ein komplexes Zusammenwirken von biologischen und psychischen Faktoren und Einflüssen seit der Geburt des Kindes zustande und scheint gegen Ende des zweiten Lebensjahres abgeschlossen zu sein. Damit wird auch gesagt, dass nichts dafürspricht, dass eine homosexuelle Orientierung aufgrund von Erlebnissen und Lernprozessen in der Jugend zustande kommt. Die Geschlechtsidentität wird schon in der frühen Kindheit als eindeutige stabile Struktur gebildet [154, S. 39]. Die Geschlechtsidentität ist also etwas sehr Komplexes, die sich aus der sog.

Kerngeschlechtsidentität, der Geschlechtsrolle und der Geschlechtspartner-Orientierung zusammensetzt. Diese Komponenten sind voneinander abhängige Bausteine, die in wechselseitiger Beziehung zueinanderstehen [154, S. 46]. Obschon diese Aussage sicher zutreffend ist, besagt sie nichts über die Frage, welche Einflüsse z.B. während der Schwangerschaft maßgebend sind.

Gerade weil so wenig über die Ursprünge und Ursachen der Homosexualität vom wissenschaftlichen Standpunkt ausgesagt werden kann, sind Untersuchungen am Gehirn von lebenden Menschen besonders interessant. So ist etwa bekannt, dass ein Teil des Hypothalamus, (der Nucleus suprachiasmaticus) bei homosexuellen Männern doppelt so groß ist wie bei heterosexuellen Männern. Dieser Umstand soll auf verschiedene Wechselwirkungen zwischen dem Testosteron und dem sich entwickelnden Gehirn zurückzuführen sein. Auch konnte gezeigt werden, dass Nervenbahnen, welche die beiden Gehirnhälften verbinden (Commissura anterior) bei homosexuellen Männern besonders groß ist [38, S. 171]. Insgesamt kann gesagt werden, dass die Gehirne von homosexuellen Männern morphologisch und funktionell denen von heterosexuellen Frauen ähnlich sind. Die Gehirne von Lesben sind zu vergleichen mit denen von heterosexuellen Männern. Untersuchungen, die am Karolinska-Institut in Stockholm an 90 Personen durchgeführt wurden, ergaben, dass lesbische Frauen und heterosexuelle Männer asymmetrische Gehirne aufweisen, während homosexuelle Männer und heterosexuelle Frauen auffallend symmetrische Gehirne hatten. Die Untersuchung wurde mit Hilfe von MRT und PET (modernen, bildgebenden Verfahren) durchgeführt. Ebenso konnte festgestellt werden, dass wesentliche Unterschiede in der Amygdala (Mandelkern) zu finden sind. Die Amygdala gehört zum limbischen System und gilt unter anderem als „Hauptschaltzentrale der Angstreaktion". Der Mandelkern ist wichtig für verschiedene Gefühle. Die Verknüpfungsmuster und die Verschaltung im Mandelkern sind verschieden: Das Muster gleicht bei homosexuellen Männern dem von heterosexuellen Frauen und weniger dem von heterosexuellen Männern [38, S. 172].

Eine neuere Untersuchung betont auch Umgebungseffekte, die sich auf das intrauterine Milieu während der Schwangerschaft beziehen [140]. Als Beispiel nennen die Autoren Frauen, die an einer kongenitalen, adrenalen Hyperplasie (CAH), (adrogenitales Syndrom), leiden. Diese schwangeren Frauen waren hohen Konzentrationen von männlichen Hormonen (Androgenen) ausgesetzt, die weit höher lagen als normal. Nach ihrer Geburt werden die Mädchen sofort einer hormonellen Behandlung unterzogen, die zum Ziel hat, die Hormonkonstellation so zu normalisieren, wie sie dem eines normalen neugeborenen Mädchens entspricht. Diese später erwachsenen Frauen werden um ein Vielfaches häufiger lesbisch als andere „normale" Mädchen, die keine CAH durchgemacht hatten. In der gleichen Studie wird auch auf einen Zusammenhang („link") verwiesen zwischen der sexuellen Orientierung und epigenetischen Mechanismen, d.h. nicht wenige Forscher sind der Ansicht, dass Umgebungseffekte biologische Auswirkungen haben durch sog. epigenetische Mechanismen. In der Kurzfassung bedeutet Epigenetik: Modifizierung der Genetik durch Umwelteinflüsse.

Zusammengefasst kann also Folgendes festgehalten werden: Homosexualität ist keine Krankheit und kann und soll daher auch nicht therapiert werden. Bisher konnte auch kein Gen festgestellt werden, das allein für die sexuelle Orientierung verantwortlich ist. Es ist zu vermuten, dass die gemeinsame Wirkung vieler genetischer Faktoren und solche aus der Umwelt verantwortlich sind [38, S. 173]. Für den Ursprung der Homosexualität sind also sowohl genetische wie auch hormonelle Einflüsse zu diskutieren, sowie auch, allgemein formuliert, sehr frühe Umwelteinflüsse. Allerdings bleibt die Frage offen, ob die genannten morphologischen Unterschiede im Zentralnervensystem (Gehirn) genetisch bedingt sind oder auf hormonelle Einflüsse während der Schwangerschaft zurückzuführen sind [1]. Im Grunde gilt immer noch die einfache, lapidare Aussage von Nitschke und Riecher-Rössler [141]: „Über die Ursachen der homosexuellen Orientierung lassen sich derzeit keine sicheren Aussagen machen". Dennoch existieren interessante Hinweise und neuere Erkenntnisse über die Grundlagen, die zu einer späteren Homosexualität führen.

13 Kirchen und Sexualität

In der traditionellen protestantischen und katholischen Kirche ist die Sexualität eher tabuiert, es wird wenig über sie gesprochen und wenn, dann werden die verschiedensten Formen des Sexualverhaltens tendenziell als sündhaft erklärt. Allerdings hat sich in den vergangenen Jahrzehnten diesbezüglich viel verändert: Anschauungen und Dogmen, die während Generationen als absolut gültig betrachtet wurden, sind über Bord geworfen und durch neue, liberalere ersetzt worden. Was früher als verboten und abnorm galt, wird heute als erlaubt und normal taxiert. Mit anderen Worten: Das, was sich in der Gesellschaft im Laufe der Zeit verändert hat, hat sich auch in den Kirchen gewandelt, wenn auch langsamer, vielleicht mit weniger Überzeugungskraft oder nur widerwillig. Dogmen, die noch vor wenigen Jahrzehnten von der Kanzel gepredigt wurden, konnten nicht mehr mit der Alltagsrealität in Einklang gebracht werden. Die kirchlichen Vertreter standen vor der Frage, ob sich der Gläubige eher der Institution Kirche verpflichtet fühlt oder sich selbst. Im Zuge des Abbaus von Autoritäten – sowohl einzelne Autoritätspersonen betreffend wie auch Institutionen – fühlt sich der heutige Mensch viel mehr seinem eigenen Gewissen verantwortlich als dass er eine Verpflichtung gegenüber der Kirche empfindet. Der Austritt Vieler aus den katholischen und reformierten Institutionen geschieht vermutlich nicht primär, weil die Menschen heute weniger religiös sind als früher, sondern weil sie sich von den Kirchen und von deren Vertretern enttäuscht fühlen. Religion wird heute somit zu einem persönlichen, privaten Problem oder zu einer individuellen Angelegenheit, die als etwas Intimes betrachtet und über die in der Gesellschaft kaum gesprochen wird, zumindest nicht, was die persönliche religiöse Überzeugung betrifft. Das einzelne Individuum hat heute an Bedeutung gewonnen, es spielt eine wichtigere Rolle als früher, wo es nur wenige „Singles" gab. Früher lebten die meisten in einem größeren Familienverband und fühlten sich dieser Großfamilie auch verpflichtet. Der Einzelne ist emanzipierter, selbstständiger geworden und ist dazu aufgerufen, sich selbst zu verwirklichen. Er ist aber auch einsamer geworden [90].

Früher war das Scheidungsverbot in katholischen Ländern weit verbreitet und konnte sich lange halten. Heute gilt ein absolutes Scheidungsverbot nur noch – wen wundert's? – im Vatikan und auf den Philippinen. Neuerdings hat das Unterhaus des Parlaments in Manila für ein neues Gesetz gestimmt, nach welchem in Zukunft Scheidungen erlaubt sein sollen [13].

Viele Priester tun sich mit dem von der katholischen Kirche verordneten Zölibat schwer. Sexuelle Gefühle laufen der ursprünglichen kirchlichen Verordnung oft zuwider. Trotzdem wehrt man sich von der obersten Leitung her noch immer gegen die Aufhebung des Zölibats. Schon vor etwa dreißig Jahren wurde geschätzt, dass in Deutschland ca. 6.000–8.000 katholische Priester wegen der Liebe zu einer Frau ihren Beruf aufgegeben haben, und dass etwa 70% der im Dienst stehenden Geistlichen den Zölibat nicht einhalten [142]. In diesem Zusammenhang sind auch homosexuelle Beziehungen sowie pädophile Übergriffe und Missbräuche zu erwähnen.

In der Schweiz kam es in den Jahren 2010–2017 zu gegen 250 Meldungen wegen sexuellen Missbrauchs. Diese wurden bei den 2010 eingerichteten Anlaufstellen in allen Diözesen der katholischen Kirche bekannt.

„Seit den 50er Jahren bis heute haben Priester, Ordensleute oder Nonnen in der Schweiz mindestens 59 Kinder unter zwölf Jahren, 84 Teenager - Mädchen und Knaben - sowie 48 Frauen, 40 Männer missbraucht“ [33].

Natürlich gilt dies grundsätzlich auch für andere Länder und Regionen. Gemäß einem neuen Bericht sollen auch in Australien mehrere Zehntausend Kinder missbraucht worden sein. In viertausend Einrichtungen der katholischen Kirche sei es zu Übergriffen gekommen [33].

In der Schweiz nimmt die Zahl der katholischen Priester immer mehr ab. Die Zahl der in Schweizer Bistümern tätigen Priester hat in den vergangenen sechzig Jahren beinahe um die Hälfte abgenommen. Während die Zahl der Priester in Schweizer Bistümern im Jahre 1991 (ohne ausländische Priester) etwa 2.100 betrug, rechnet man für das Jahr 2019 mit einer Zahl von ca. 1.100. Zwar wurden in den vergangenen Jahren immer mehr ausländische Priester angestellt; viele davon stammen aus den Nachbarländern Deutschland, Frankreich und Italien. Im Ausland ist aber der Priestermangel teilweise noch viel ausgeprägter als in der Schweiz. Diese werden dort also noch dringender gebraucht als in unserem Land. Diese Entwicklung ist auch ein Abbild der Gesellschaft, denn die Kirche hat ihre Glaubwürdigkeit zwar nicht verloren, aber sie hat viel an Glaubwürdigkeit eingebüßt. Nicht zuletzt sind dafür die von der Kirche über lange Zeit ignorierten sexuelle Übergriffe verantwortlich zu machen [34].

Dass sexueller Missbrauch jahrelang von Priestern und Kirchenmännern getätigt wurde, ist unbestritten. Die Häufigkeit und Zahlenangaben sind allerdings – naturgemäß – unterschiedlich. Die sich zum konservativen Katholizismus bekennende Autorin Gabriele Kuby schreibt in ihrem Buch „Die globale sexuelle

Revolution“ [120, S. 244]: „Als Katholikin empört und beschämt mich sexueller Missbrauch durch katholische Priester … Es handelt sich bei der katholischen Kirche in Deutschland um einige hundert Fälle innerhalb von 60 Jahren“. Einige Seiten später schreibt dieselbe Autorin: „Erst als der sexuelle Missbrauch durch Priester im ersten Halbjahr 2010 an die Öffentlichkeit kam, brach ein Sturm der – zwar berechtigten, doch sehr einseitigen – Entrüstung los. … Statistisch gesehen liegen die ca. 350 Fälle in kirchlichen Einrichtungen, die sich in einem Zeitraum von 62 Jahren ereignet haben und durchschnittlich 30 Jahre zurückliegen, im Promille-Bereich.“ Inwieweit diese Angaben korrekt sind, entzieht sich meiner Kenntnis, doch erwecken sie zumindest den Anschein, dass die ganze Problematik stark heruntergespielt wird.

In neuester Zeit hat John Cornwell in seinem Buch „Die Beichte“ [48] aufgezeigt, welche Bedeutung die Beichte im Laufe der Jahrhunderte hatte und wie sie auch von Seiten der Priester missbraucht wurde. Die Einführung der Kinderbeichte belegt, dass Kinder in einem Alter nach sexuellen Sünden befragt und konfrontiert wurden, in welchem sie – besonders in früheren Jahren – noch keine Ahnung hatten von Sexualität.

Im Sommer 1968 wurde die Enzyklika „Humanae vitae“ bekannt, die von Papst Paul VI. unterzeichnet wurde. In dieser Enzyklika werden künstliche Empfängnisverhütungsmethoden untersagt. Wer dem zuwider handle, lade schwere Schuld auf sich. In den USA und in Westeuropa stieß die Enzyklika auf erbitterten Widerstand. Die Menge an Leserbriefen, die Zeitungen und Zeitschriften erhielten, überstieg alles Bisherige: „Die meisten Katholiken und Katholikinnen empfanden die Enzyklika als Zumutung. Sie erzeugte Empörung und Wut. Forderungen nach „blindem Gehorsam“ wiesen die Laien schon mit Blick auf die deutsche Geschichte zurück“. Die meisten Frauen schienen sich aber nicht an das Verbot zu halten, denn immerhin stiegen „die Verkaufszahlen der Pille im letzten Quartal des Jahres 1968 in Deutschland um 14 Prozent – auch in mehrheitlich katholisch geprägten Bundesländern“ [16, S. 11 u. 12]. In der Folge spielte Kardinal Döpfner eine bedeutende Rolle: es gelang ihm in der „Königsteiner Erklärung“ der Deutschen Bischofskonferenz den deutschen Katholizismus zusammen zu halten. In der „Königsteiner Erklärung“ wurde – wenn auch verklausuliert – das Gewissen höher gewichtet als der Gehorsam [16, S. 24]. „Die durch ‚Humanae vitae‘ ausgelöste, bis heute andauernde Krise betrifft“ nicht nur ein „Problem von grundsätzlicher Tragweite: die Eigenverantwortung der Gläubigen“ und die Rolle des universalkirchlichen Lehramtes der Kirche [16, S. 357]. Im Apostolischen Schreiben von Papst Franziskus „Amoris Laetitia“ (2016) scheint das Entweder-oder-Denken etwas relativiert zu werden.

Zumindest scheint er gegenüber moraltheologischen Normen der Vergangenheit auf Distanz zu gehen, natürlich ohne seine Vorgänger zu desavouieren [16, S. 379/80].

Probleme mit der Sexualität sind allerdings nicht nur bei Menschen, die dem römisch-katholischen Glaubensbekenntnis angehören zu finden, sondern auch bei Mitgliedern von reformierten Kirchen, Freikirchen und Gemeinschaften. So wird etwa bei den Evangelikalen (sie nennen sich auch „wiedergeborene Christen) in den USA (besonders im sog. „bible belt") der Sexualität eine zentrale Bedeutung beigemessen. Man geht von einer Zahl von ca. 60 Mio. Anhängern aus, die zu den Evangelikalen zählen. Die Vertreter dieser Gemeinschaften sind nicht nur gegen jegliche Form der Abtreibung, sondern auch gegen vorehelichen Geschlechtsverkehr und gegen jede Form von homosexuellen Beziehungen. Gewisse religiöse Denominationen scheinen sich geradezu über die Sexualität zu definieren.

Manche protestantischen Gruppierungen stehen also denen aus der römisch-katholischen Kirche punkto sexueller Problematik in keiner Weise nach. Man denke etwa an gewisse Formen des Calvinismus oder des Pietismus. Im „kleinbürgerlich-pietistischen Erbe" wird Gedankenprüfung, Gefühlsläuterung gefordert, die im Bereich der Lust und der Triebe eine besondere Dynamik erfahren. Steininger erwähnt in diesem Zusammenhang den „satanischen Dreiklang Lust, Sünde, Tod". Manche Aussagen in der Literatur entsprechender Kirchen und Glaubensgemeinschaften setzen nicht nur eine Autoritätshörigkeit voraus, sondern auch eine Triebverdrängung, die im Zusammenhang mit der Sexualität vorwiegend negativ bewertet wird. Die menschenfreundliche und lustvolle Seite der Sexualität wird in den entsprechenden religiösen Schriften vergeblich gesucht [172, S. 150/152].

Bemerkenswert sind die Aussagen von Klaus Thomas [180] zur „Zwangsbekehrung in der Evangelisation". Er berichtet von einer Großveranstaltung mit etwa zweitausend Teilnehmern, wo die Wartezeit vor Beginn mit dem Singen von rhythmischen, sentimentalen Liedern ausgefüllt wurde. Langsam werden die Stimmung und Erregung immer stärker, wobei sich die Menschen bis zur Ekstase hineinsteigern:

> „Meist sind es gefühlsbetonte Lieder geistlichen Inhalts mit weltlichen Marsch- und Walzermelodien. Der Rhythmus wird inbrünstig durch Händeklatschen betont ... beim Singen schließen sich viele Augen, manche heften sich starr auf einen Punkt. Es wiegen sich die Körper fast unmerklich im Takt ... das Singen steigert sich schnell vom Kitschig-

> süßlich-Sentimentalen zu erregenden Rhythmen: Die Gläubigen stampfen sie zusätzlich mit … Die Wiederholungen bewirken dabei zusammen mit der Monotonie allmählich einen seelischen Ausnahmezustand … Die Gesichter nehmen mehr und mehr den Ausdruck einer schmerzlichen Verzückung an, der später in Verbindung mit den Bewegungen an eine Art von ‚religiösen Orgasmus' denken lässt" [180].

Bekanntlich sind gerade die verbotenen Früchte attraktiv und schmecken besonders gut. Die Ehefrau des verstorbenen protestantischen Theologen Paulus Tillich, Hanna, publizierte in den 70er Jahren eine Autobiographie „Von Zeit zu Zeit". In dieser berichtet sie von zahlreichen sexuellen Abenteuern ihres Mannes. Auch in den späteren Ehejahren soll er, ihren Angaben zufolge, pornographische Lektüre zwischen seinen theologischen Büchern versteckt haben. Auf das Anraten eines Psychologen hat Frau Tillich sein Bedürfnis nach pornographischer Literatur sogar gutgeheißen. Ihr Ehemann war danach aber nicht erleichtert, sondern enttäuscht, weil das „Verbotene" eben einen besonderen Reiz und eine besondere Befriedigung bedeutet hat. Verständnisvoll fügt der Autor von „Wann Frommsein krank macht" bei, dass dieses Beispiel zeigen soll, „… wie zerbrechlich menschliche Sexualität und das Leben als Frau oder Mann ist, wenn übergroßer moralischer Erwartungsdruck unerträgliche Zwänge schafft" [142, S. 77].

In der zweiten Hälfte des 20. Jahrhunderts sind in Spanien etwa 300.000 Babys aus Geburtskliniken verschwunden. Sie wurden mit gefälschten Papieren an kinderlose Ehepaare verkauft. Diese Verbrechen sind bis heute nie wirklich aufgearbeitet worden, eine große Zahl der Ärzte und Nonnen sind zwar angezeigt worden, doch wurden 90% der Klagen abgewiesen. Auch in anderen Ländern sind Fälle von entsprechendem Baby-Raub bekannt geworden, so etwa in Irland, in Argentinien und Australien. Die Zahl der verschwundenen Babys ist aber in Spanien mit ca. 300.000 Kindern besonders hoch. Es war eine Zeit, in der Abtreibungen verboten waren, wo ledige Mütter ausgegrenzt und diskriminiert wurden. Es ging dabei nicht nur um politische Motive (die Babys sollten nicht die Milch des Kommunismus einsaugen), sondern auch um finanzielle, vor allem in den 50er Jahren und später. Der Verkauf von Babys war ein lukratives Geschäft, zu welchem Ärzte, Anwälte und die katholische Kirche Hand geboten haben. Ein Baby erzielte etwa einen Preis, das dem einer Eigentumswohnung entsprach, und die Adoptiveltern ließ man wissen, die biologische Mutter habe das Kind abgelehnt und gar nicht gewollt [127].

Eine entsprechende Fernsehsendung (ARD-Alpha vom 17.3.18) hat grundsätzlich die oben erwähnten Angaben bestätigt („Francos Erben – Spaniens geraubte Kinder"). Gemäß dieser Sendung soll der Kinderhandel in Spanien besonders in den 70er Jahren des 20. Jahrhunderts geblüht haben, bei dem die katholische Kirche eine wesentliche Rolle gespielt habe. Es waren oft Kinder alleinstehender lediger Mütter, die zur Adoption freigegeben wurden. Dieser Handel soll bis in die 90er Jahre vorgekommen sein. Man hat sich auf diese Weise also am Kinderwunsch von Ehepaaren, die keine Kinder hatten, bereichert.

Der irische Premier, Micheál Martin, entschuldigte sich im Parlament im Januar 2021 wegen des Unrechts, das vielen Kindern zwischen 1922 und 1998 zugefügt wurde [143]. Es ging um die „Mutter-und-Kind-Heime", in denen eine Kultur der Unterdrückung herrschte: Unverheiratete Schwangere wurden in diese Heime abgeschoben, die zum größten Teil von kirchlichen Orden geführt wurden. Zwischen 56.000 und 80.000 Frauen haben ihre Kinder dort zur Welt gebracht, um der familiären Schande einer unehelichen Geburt zu entgehen. Tausende der Kinder, die ihre ersten Jahre dort verbracht hatten, wurden krank und starben verwahrlost. In einem der größten Heime in Irland, in der Grafschaft Cork, starben in den 40er Jahren 75% der dort geborenen Säuglinge und Kinder. In einem unterirdischen Wassertank auf dem Gelände eines Heims, wurden vor wenigen Jahren Hunderte von Kindergerippen gefunden [143].

Es geht in diesem Kapitel nicht darum, einseitig einer religiöse Institution Vorwürfe zu machen, da das Phänomen des sexuellen Missbrauchs, in allen Facetten und Bedeutungen des Wortes – gerade innerhalb religiöser Gruppierungen – schon früher vorgekommen ist und auch heute noch vorkommt. Die protestantischen Kirchen, Freikirchen und religiösen Gemeinschaften sind selbstverständlich nicht ausgenommen. Wenn hier besonders von der römisch-katholischen Kirche die Rede ist, dann geschieht dies grundsätzlich aus zwei Gründen: Erstens ist sie eine sehr große und einheitliche Kirche mit einem Leiter an der Spitze, dem Papst. Sie bietet daher wohl auch mehr Angriffsflächen als die diversen protestantischen Kirchen. Der zweite Grund ist der Zölibat, der innerhalb der katholischen Kirche nach wie vor große Bedeutung hat und in den reformierten Kirchen nicht gefordert wird. Es ist davon auszugehen, dass zölibatär lebende Männer eher zu sexuellen Übergriffen neigen als solche die nicht zölibatär leben. Doch ist dies wie gesagt eine Annahme. Möglicherweise ist es auch so, dass Homosexuelle und Pädophile vermehrt dazu neigen, Priester zu werden. Ob dies im Sinne eines „Selbstheilungsversuchs" geschieht oder aus anderen Gründen bleibe dahingestellt. Ein weiterer Aspekt ist der, welcher grundsätzlich für alle religiösen Institutionen gilt: Je höher der Anspruch ist, wie jemand zu leben hat, – oder populärer ausgedrückt, – je höher die Latte gehängt wird, desto grösser ist die Gefahr, den Ansprüchen nicht genügen zu können. Es ist außerordentlich schwierig, sich dies einzugestehen und noch viel schwieriger, dies andern gegenüber offen zu legen. Mit anderen Worten: Die zu hohen moralischen Ansprüche religiöser Art an einen Menschen fördern naturgemäß Heuchelei und Unehrlichkeit.

Dass Kirchen gewisse sexuelle Aktivitäten vorwiegend negativ beurteilen, findet keine biblische Grundlage. Als Beispiel sei das der Hure Rahab erwähnt. Sowohl im Alten wie im Neuen Testament wird sie positiv dargestellt, obschon sie auch noch gelogen hat (Josua 2). Die Rettung der beiden verfolgten Kundschafter wurde ihr hoch angerechnet. Sie ist im Geschlechtsregister Jesu (Matth. 1) aufgeführt und im Jakobusbrief steht über sie (Jak. 2, 25): „Ist nicht auch die Hure Rahab durch Werke gerecht geworden, als sie die Boten aufnahm und sie auf einem anderen Weg wieder hinausließ?“ Dieser Sachverhalt soll lediglich darauf hinweisen, dass das Sexualverhalten eines Menschen nicht die einzige zentrale und moralische Richtschnur sein kann.

14 Moderne Sklaverei

Die Sklaverei dürfte schon sehr alt sein. In Ägypten z.B. ist sie seit 2300 v. Chr. bekannt [164]. Auch in anderen Erdteilen war sie ein uraltes Phänomen. Nach der Entdeckung Amerikas durch Kolumbus (zuvor soll schon der Isländer Leive Eiriksson, ca. 1000 n. Chr., Amerika entdeckt bzw. befahren haben) blühte die Sklaverei wieder auf in allen ihren grässlichen Schattierungen. Sie ist keine Spezialität des christlichen Abendlandes, sondern kam auch in der islamischen Welt in großem Stil vor [108, S. 22/24].

In England wurde sie 1807 abgeschafft, in Spanien 1817 und in Nordamerika wurde sie 1865 verboten. Brasilien hat die Sklaverei als letzter Staat 1888 offiziell abgeschafft [108, S. 306]. Nach dem Völkerrecht gilt die Sklaverei heute als Verbrechen [108]. Theorie und Praxis klaffen aber weit auseinander.

Die Ansichten über Sklaverei und Menschenhandel haben sich im Laufe der Zeit verändert. Jürgs drückt es so aus: „Bis zum 19. Jahrhundert wurde Menschenhandel international betrieben von so genannten Guten, die selbstverständlich geachtet waren. In der Jetztzeit wird der Handel beherrscht von so bezeichneten Bösen, die selbstverständlich geächtet werden“ [108, S. 15].

Der Ausdruck Sklaverei überschneidet sich heute mit anderen Begriffen, die Ähnliches zum Ausdruck bringen sollen, so etwa Frauenhandel, Menschenhandel. Auch Menschen, die zu Arbeiten gezwungen werden unter prekärsten Bedingungen (ohne adäquate Bezahlung) und Zwangsprostitution gehören dazu. In diesem Kapitel ist alles unter dem Begriff Sklaverei subsumiert.

Ich finde es immer problematisch und verlogen, wenn heute so getan wird, als ob wir die moralisch besseren Menschen wären als unsere Vorfahren. So etwa, wenn Denkmäler entfernt oder zerstört werden, die Männer darstellen, die irgendetwas Gutes oder vermeintlich Gutes für die Menschen getan haben, aber die verwickelt waren oder profitiert haben vom Sklavenhandel – sei es direkt oder indirekt. Ist heute alles besser, sind wir Jetzigen heute weniger auf Profit aus als früher, auch wenn die Quelle mehr als zweifelhaft ist? Fragen wir überhaupt nach den Geldquellen? In der Regel nicht.

Während Sklaven früher mit einem Brandzeichen des Besitzers markiert wurden, existieren auch heute noch Sklavenhändler, z.B. aus Russland, Rumänien und Bulgarien, die ihren Opfern Tatoos in die Haut tätowieren [108, S. 19].

Viele Frauen aus Afrika werden auch heute noch wie Tiere versteigert. Zuvor müssen sie sich begrabschen lassen. Bei Gegenwehr werden sie vergewaltigt bis ihr Widerstand gebrochen ist. Manche Rumänen verkaufen junge Frauen aus Osteuropa an Bordelle oder an Zuhälter. Sie vermieten sie auch auf Zeit oder sie verschieben sie in ein anderes EU-Land. Kriminalisten nenne diesen Sachverhalt „mobile Prostitution" [108, S. 34/42/43].

In den USA grassiert die Sklaverei auch heute, obschon Prostitution und Bordelle in den meisten Staaten verboten sind. Auch dort ist ein bestens organisiertes Mafia-Netz aktuell. Aber: „Selbst unter sklavenähnlichen Bedingungen haben sie in den Vereinigten Staaten noch ein besseres Leben als in ihren von Armut, Gewalt und Korruption geprägten Heimatländern Mexiko, Haiti, Puerto Rico usw." [108, S. 43 u. 44], schreibt Jürgs über diese Prostituierten.

Die begehrteste „Ware" im internationalen Menschenhandel ist die Frau. Viele werden mit falschen Versprechungen und Angeboten ins Ausland gelockt und dort zur Prostitution gezwungen. Auf internationalen Märkten werden sie „feilgeboten". Tausende stammen aus Thailand, Nigeria und Ghana. Die Angst der Frauen vor ihren Zuhältern ist groß, nicht nur weil sie direkt von diesen bedroht werden, sondern auch ihre Angehörigen im Herkunftsland. Dies ist auch der Grund, warum sie sich oft nicht getrauen, vor der Polizei auszusagen [108, S. 58 u. 60].

Es wird davon ausgegangen, dass in Deutschland täglich ca. 1,2 Mio. Männer Prostituierte aufsuchen. Die Dunkelziffer dürfte noch höher sein. Nicht ohne Ironie kommentiert Jürgs [108, S. 92]: „Und da nicht alle Freier aus der Unterschicht stammen, sondern viele besser gestellte Greise zur Kundschaft gehören dürften, ist ausgerechnet auf diesem Feld die Utopie einer klassenlosen Gesellschaft von Karl Marx verwirklicht". Da es heutzutage für alles oft einen beschönigenden englischen Ausdruck gibt wird auch von „Trafficking in Human Beings" gesprochen. Dies bedeutet zunächst einmal, dass Frauen, Männer und Kinder verschleppt werden. Zusätzlich werden sie am Bestimmungsort ausgebeutet, sei es zur Zwangsarbeit, Haussklaverei oder Zwangsprostitution [108, S. 111].

Über ein Verbot von Prostitution gehen die Meinungen auseinander. In Schweden z.B. wurde der käufliche Erwerb sexueller Dienstleistungen 1999 verboten. Dies geschah zum Schutz der Frauen vor Kriminellen. Die Kunden sollten durch hohe Geldstrafen abgeschreckt werden. Das Modell wurde später (2009) von Irland und Norwegen mit wenigen Änderungen übernommen. Es wurde aber befürchtet, dass der Schutz der Prostituierten nicht oder nur teilweise gelingen kann, da diese abgedrängt werden in ein Dunkelfeld, wo sie sogar noch vermehrt der Gewalt von Freiern, Zuhältern und Kriminellen ausgesetzt wären. Viele Freier aus Skandinavien sollen mit den Fähren nach Riga oder Tallin fahren und dort straflos Prostituierte aufsuchen [108, S. 137/138].

Zu den schlimmsten Zuständen gehören die in Indien, wo Kleinkinder für etwa 1 Euro verkauft werden und als Sklaven lebenslang ausgebeutet werden: „Aber ‚Frischfleisch' unter achtzehn, nicht nur Mädchen, sondern gleichermaßen auch Jungen, erzielt andererseits die höchsten Preise auf den Märkten" [108, S. 164].

Am 20. Februar 2018 wurde auf „Arte" eine Sendung ausgestrahlt mit dem Titel „Kinderhandel – Mitten in Europa". Es wurde berichtet, dass Handel betrieben wird mit sechs- bis dreizehnjährigen Kindern. Sie werden wie Ware verkauft und es wird von einer Zahl von ca. 100.000 ausgegangen, die in Europa zur Prostitution gezwungen werden. Viele stammen aus der Ukraine und Rumänien. Manche werden als „Haussklavinnen" gehalten. Was aber weiter zu denken geben muss: Die erwachsen gewordenen Kinder wiederholen später die Gewalt, die sie früher erlebt haben. Die zugrunde liegenden Probleme und Voraussetzungen für den Kinderhandel sind Armut und Korruption.

Am 18.3.2021 wurde im Fernsehen (Phoenix) eine Sendung ausgestrahlt zum Thema: „Handelsware Kind – die Mafia der Menschenhändler". In dieser wurde dargelegt, wie Minderjährige, Kinder aus Vietnam über Litauen und Polen nach Deutschland transportiert werden, wo sie angeblich gute Arbeitsbedingungen erwarten. Dort müssen die Verschleppten die „Schulden" für die Drahtzieher der vietnamesischen Netzwerke und der Schleuser „abarbeiten".

Laut internationalen Schätzungen werden weltweit über 14 Mio. Menschen unter sklavenähnlichen Bedingungen gehalten oder zur Prostitution und Zwangsarbeit gezwungen. Davon sind 59% Frauen, 14% Männer, 17% junge Mädchen und 10% Jungen. Betroffen sind also Menschen beider Geschlechter und verschiedener Generationen. Eine wesentliche Voraussetzung, quasi der Nährboden für diese Art von Kriminalität, ist die Korruption in den verschiedenen Ländern, wie z.B. Bulgarien, Rumänien und Ungarn [108, S. 183 u.190/191]. In diesem Zusammenhang muss auch Moldawien erwähnt werden.

Obschon beim Menschenhandel auch Männer betroffen sind, wird davon ausgegangen, dass es sich in ca. 80% der Fälle um Frauen und Mädchen handelt, die ausgebeutet werden [108, S. 285]. Allein in Deutschland sollen ca. 400.000 Prostituierte tätig sein. Diese Zahl wurde auch genannt bei einer Sendung im 3Sat am 4.3.2021: „Prostitution: Kein Job wie jeder andere". Nur wenige dieser Frauen sollen sozial- und krankenversichert sein.

Der Organhandel soll hier nur am Rande erwähnt werden, obschon er ein besonders düsteres Kapitel darstellt. Für die kriminellen Banden sind die zahllosen Flüchtlinge in Zeltlagern, z.B. in der Türkei und im Libanon, eine für sie geeignete Beute. Die Flüchtlingsströme aus Afrika lassen sich kaum aufhalten, solange der „korrupten Gewaltherrschaft afrikanischer Diktatoren" nicht Einhalt geboten werden kann. Die kriminellen Schleuserbanden können so lange meist straflos weiterwüten. Ohne skrupellose Chirurgen wäre der Organhandel gar nicht möglich und durchführbar [108, S. 262, 310 und 323].

Aline Wüst schrieb vor kurzem ein Buch über die Prostitution in der Schweiz [199]. In diesem beschreibt sie zwei Modelle der Prostitution: Die Entkriminalisierung und das nordische Modell (die Bestrafung der Freier), welches Schweden als erstes Land in Europa eingeführt hat. Sie spricht sich für das nordische Modell aus und begründet dies damit, dass die große Mehrheit der Prostituierten schweigt und dass in einer „gleichberechtigten Gesellschaft" die Nachfrage eingedämmt und ein gesellschaftlicher Wandel herbeigeführt werden soll. Beim Entkriminalisierungsmodell, für das auch viele Prostituierte sind (die sich als Sexarbeiterinnen bezeichnen), stehe eine Lobby dahinter: „Der Berufsverband für sexuelle Dienstleistungen ist der zurzeit lauteste ‚Sexarbeit-ist-Arbeit' Lobbyverband im deutschsprachigen Raum. Auf ihn beziehen sich auch Schweizer Sexarbeiterinnen-Beratungsstellen" [199, S. 135 u. 136].

Die „Menschenhandelsstrukturen" werden nicht unbedingt von Männern dominiert. Gemäß einer Studie vom Anfang dieses Jahrhunderts soll der Anteil der weiblichen Händler 60% betragen haben. „Viele von ihnen sind selbst ehemalige Prostituierte, die dann auf lukrativere ‚Managementstellen' gewechselt haben" [101, S. 70]. Auch Frau Marti berichtet, „... dass die Mehrheit der Täterschaft weiblichen Geschlechts ist (60%). Bei vielen Frauen handelt es sich um ehemalige Sexarbeiterinnen, welche mit der Zeit auf eine ‚gewinnbringendere' Position gewechselt haben" [134, S. 25].

Beim Thema Prostitution tauchen verschiedene Fragen auf, die nicht mit ja oder nein, mit entweder oder beantwortet werden können. In diesem Zusammenhang wird oft das Wort „freiwillig" bemüht. Freiwilligkeit ist relativ: Dies gilt auch für andere Themen. Bei Suiziden z.B. wird oft von Freiwilligkeit oder Freitod gesprochen. Niemand aber scheidet „frei" oder „willig" aus dem Leben. Ähnliches gilt auch – um ein modernes Beispiel zu erwähnen – für die Corona-Impfung, die grundsätzlich zu Recht freiwillig ist. Allerdings gibt es auch hier Mittel und Wege einen gewissen Druck auszuüben, z.B. beim medizinischen Personal, das in der Pflege tätig ist. Um auf die Prostitution zurückzukommen: Der breite Fächer reicht von mehr oder weniger freiwilliger Prostitution (z.B.

Studentinnen, die während ihres Studiums für kurze Zeit gut verdienen möchten, z.B. im Rahmen eines Escort-Service), bis zu unter falschen Versprechungen „importierte" jungen Frauen aus Osteuropa, die hier zur Prostitution gezwungen werden und die ihre Einnahmen abliefern müssen. Hier geht es nicht um freiwillige Prostitution, sondern um Menschenhandel schlimmster Art, um eine moderne Form von Sklaverei.

In der Schweiz stammt die Mehrheit aller Prostituierten aus dem Ausland. Etwa 95% sind Migrantinnen und etwa die Hälfte der Frauen kommt aus Osteuropa [199, S. 29]. Bei 50–70% der Prostituierten kann nicht von einer eindeutigen Zwangssituation ausgegangen werden, sie tun ihre Arbeit also mehr oder weniger „freiwillig". Bei den Übrigen wird eine Zwangssituation vermutet. Viele haben z.B. einen Freund, der sie ermutigt ihre Arbeit als Prostituierte zu beginnen oder fortzusetzen, aus finanziellen Gründen. Der Freund ist dann Nutznießer. Viele der Prostituierten, die aus Rumänien stammen, sind Romafrauen die kaum Bildung haben, vielleicht schon ein Kind geboren haben und mittellos sind. Es ist davon auszugehen, dass sich in der Schweiz zwischen 13.000 und 25.000 Personen prostituieren [199, S. 31 u. 48].

Eine Studie der Universität Zürich kam zum Schluss, dass von 193 Prostituierten, die in Bordellen, auf dem Strich oder als Escort gearbeitet haben, die Hälfte in den vergangenen zwölf Monaten unter einer oder mehreren psychischen Störungen gelitten hat. Dazu gehören Depressionen, Angststörungen und posttraumatische Belastungsstörungen. In der Gesamtbevölkerung waren lediglich 12% der Schweizer Frauen von einer psychischen Störung betroffen im gleichen Zeitraum. Kaum eine der Prostituierten hat ärztliche Hilfe aufgesucht oder beansprucht [199, S. 65]. Frau Wüst hat auch mit vielen Prostituierten gesprochen, die zum Teil erschreckende Angaben machten. Sie berichtet von jungen, kaum 18 Jahre alten Frauen, die bedroht worden sind, die unter Drogen gesetzt wurden damit sie ihre Arbeit überhaupt aushalten konnten, die z.B. mehr als 10 Männer pro Tag bedienen mussten [199, S. 74]. Manche wurden auch mit dem Tod bedroht oder das Leben ihrer Angehörigen wurde bedroht. Viele Prostituierte konsumieren Alkohol und Drogen „freiwillig", um ihre Arbeit überhaupt durchführen und aushalten zu können.

Frau Wüst zitiert in ihrem interessanten und engagiert verfassten Buch die Aussagen eines Polizisten: „Die meisten Fälle von Menschenhandel spielten in Studios, Clubs und Massagesalons. Ein Bordell kann noch so schön aussehen und die Betreiber können noch so gut zu den Frauen schauen, das bedeutet gar nichts. Solange das Geld nicht bei den Frauen bleibt, deutet viel auf

Menschenhandel hin. Da kann man die Fixleintücher so oft am Tag wechseln, wie man will" [199, S. 91].

Eine beachtenswerte Arbeit verfasste auch Kathrin Marti zum Thema „Zur Sexarbeit gezwungen – Frauenhandel in der Schweiz" [134]. Menschenhandel – kein neues Phänomen – wird auch als moderne Sklaverei bezeichnet. Dazu gehören „Zwangsprostitution, Ausbeutung durch Arbeit, illegaler Organhandel und Zwangsheirat". Etwa 70% sollen Frauen und Mädchen betreffen. Die meisten Frauen werden aus Osteuropa, Südamerika, Südostasien und Afrika eingeschleust. Viele der Frauen sind sogenannten „Push- und Pull"-Faktoren ausgesetzt. Pushfaktoren (Druckfaktoren) bedeuten diejenigen Faktoren, die Menschen zu Hause erleben, wo sie zur Auswanderung genötigt oder gezwungen werden. Dieser Zwang entsteht z.B. durch politische oder wirtschaftliche Gründe. Die Pullfaktoren (Sogfaktoren) beziehen sich auf die Verhältnisse im Ausland, also z.B. der Schweiz, die einen Anreiz bieten zur Einwanderung, bessere Ausbildungschancen bieten, politische Stabilität und bessere Verdienstmöglichkeiten [134, S. 7 u. 16] in Aussicht stellen, zumindest theoretisch.

Die Summen, die mit Frauenhandel verdient werden können, sind enorm: „Der jährliche Umsatz mit dem Handel von Menschen liegt bei geschätzten 35 Milliarden Dollar, was mehr ist als der Umsatz mit illegalen Waffen" [134, S. 19].

Manche versklavten Frauen sind den Organisatoren, resp. ihren „Vorgesetzten" nicht unbedingt feindlich gesinnt. Man kennt dieses Phänomen als sogenanntes Stockholm-Syndrom. Eine Untersuchung ergab (die das Verhältnis zwischen Opfern und Tätern ausgeleuchtet hat), „... dass sieben von zwanzig befragten Frauen zu Beginn oder während der Ausbeutung in einer Liebesbeziehung zum Täter standen. In vier Fällen entwickelte sich die Liebesbeziehung erst während der Ausbeutung, was das Auftreten des vorab erwähnten Stockholm-Syndroms bei fast einem Viertel der befragten Frauen bestätigt" [134, S. 42].

In der Schweiz wird ein einheitlicher Opferschutz angestrebt. Es gibt einen nationalen Aktionsplan gegen Menschenhandel, und sowohl national wie international setzt sich die Schweiz gegen Menschenhandel ein. Die Öffentlichkeitsarbeit dagegen fällt eher bescheiden aus. Die wichtigste Voraussetzung ist allerdings zunächst einmal die, dass die Opfer als solche erkannt werden. Dazu braucht es Fachstellen mit speziell geschultem Personal, das aus den Bereichen Polizei, Sozialarbeit und Gesundheitsversorgung kommt [134, S. 60/61].

Was geschieht mit einer Zwangsprostituierten, die wegen einer Krankheit oder einer Misshandlung in einer Notfallstation behandelt werden muss? Natürlich wird sie gleichbehandelt wie irgendeine andere Patientin. Die Frage ist, ob ihre spezielle Situation von den Ärzten erkannt wird. Oft werden sie begleitet von ihrem Peiniger, der kaum von ihrer Seite weicht. Es ist durchaus auch in seinem Interesse, dass die Frau wieder gesund wird. Allerdings will er bei jeder Untersuchung dabei sein, da die Misshandelte keine verräterischen Angaben machen darf. Oft zeigt er auch ein aggressives Verhalten. Zumeist werden die Frauen in großen Spitälern und Notfallstationen begleitet, wo sie weniger auffallen sollen als in kleinen Institutionen.

Oft ist es schwierig, Menschenhandelsopfer zu erkennen. Die Zeichen der Hilflosigkeit und Ausweglosigkeit sind nicht einfach zu bemerken, vor allem nicht für unerfahrene Ärzte. Oft sprechen solche Frauen kaum eine Landessprache, sie schauen sich ängstlich um und vermeiden den Blickkontakt mit dem ärztlichen Untersucher oder der Pflegefachfrau. Vor kurzem hat Fedpol im Berner Inselspital eine Sensibilisierungskampagne gestartet. „Diese Kampagne richtet sich an medizinisches und pflegerisches Fachpersonal und soll auf ein Thema aufmerksam machen, das noch immer ein Tabu ist, aber nicht ignoriert werden darf“ [55].

Das Problem Prostitution ist komplex und ambivalent besetzt. Das jüngste Beispiel: In den Zeiten des „Lockdowns“ während der Covid-Pandemie waren zu gewissen Zeiten in Teilen der Schweiz die Restaurants geschlossen, die Bordelle durften allerdings – mit dem Segen der Regierung – offen sein für alle!

15 Häusliche Gewalt

Häusliche Gewalt kommt in Ehe und Familie häufig vor. Betroffen sind vor allem Frauen und Kinder, aber auch alte Menschen sowie Behinderte. Sie kommt in allen sozialen und kulturellen Schichten vor. Die Dunkelziffer ist recht hoch, da vieles im Verborgenen bleibt und viele Vorkommnisse nicht gemeldet werden. Auch Männer sind betroffen, aber weniger häufig. Zudem erstatten sie seltener Anzeige als Frauen, weil sie sich schämen.

Man kann verschiedene Formen häuslicher Gewalt unterscheiden:

- physische Gewalt, die sich in Tätlichkeiten und körperlicher Aggression äussert, indem z.B. dem Opfer Schmerzen zugefügt werden.
- Sexuelle Gewalt, auf die wir später noch eingehen werden.
- Vernachlässigung von abhängigen Personen: dazu gehören z.B. ein Mangel oder das Fehlen von Würde, Respekt und Zuneigung. In diesem Zusammenhang sind auch ökonomische Zwänge und ein Mangel an Pflege anzuführen [129].
- Die psychische Gewalt, die bei Strafverfahren von grosser Bedeutung ist. Sie wird von beiden Geschlechtern ausgeübt, aber sie lässt sich viel schwerer beweisen als körperliche Gewalt.

Die offizielle Definition lautet: „Unter häuslicher Gewalt wird die Anwendung oder Androhung von Gewalt unter Paaren in bestehender oder aufgelöster ehelicher oder partnerschaftlicher Beziehung, zwischen Eltern (auch Stief-/Pflegeeltern) und Kind oder zwischen weiteren Verwandten verstanden."

Gemäß Angaben der WHO sterben jährlich weltweit 1,5 bis 3 Mio. Frauen infolge Gewalt durch einen Lebenspartner. Die Folgen von häuslicher Gewalt auf dem psychischen Gebiet sind z.B. Depressionen, Panikattacken, Ängste, Suizidgedanken und entsprechende Handlungen, Schlafstörungen sowie aggressives Verhalten gegen andere und posttraumatisches Stress-Syndrom [129]. Das psychische Unter-Druck-Setzen spielt auch bei Sexualdelikten eine bedeutende Rolle.

Zwischen 7% und 20% der Frauen sollen während ihrer Schwangerschaft körperliche Gewalt erlitten haben. Eine neuere Studie aus Portugal bestätigt die Tatsache, dass etwa die Hälfte von über 800 untersuchten Frauen nach der

Geburt angegeben haben, häusliche Gewalt in irgendeiner Form durch ihren Partner während der Schwangerschaft erlitten zu haben [4].

Dass Frauen von ihren Partnern in irgendeiner Weise verletzt werden oder ihnen Gewalt angetan wird hängt u.a. mit dem Frauenbild, das Männer haben, zusammen. Nicht selten handelt es sich um Männer aus anderen Kulturkreisen, welche die Frau, ihre Partnerin, als eine gegenständliche Ware, als Besitz betrachten. Sie verfügen über sie wie über ein Möbelstück oder ein Haustier. Nicht selten sind es aber auch Männer aus unserem Kulturkreis, die eine ähnliche Auffassung hegen, auch wenn diese vielleicht weniger extrem ist.

Vor Jahren kam eine Frau mittleren Alters in meine Therapie, die sich von ihrem Mann scheiden lassen wollte. Sie arbeitete im gleichen Kleinbetrieb ihres Mannes als Sekretärin mit und hatte zumindest psychische Gewalt zu erdulden. Ungefragt mischte sich der Ehemann, ein gebürtiger Schweizer, in die Therapie ein und erschien ungefragt gleichzeitig mit seiner Frau in meiner Praxis. Er stellte sie bloß, bezeichnete sie in ihrer Gegenwart als dumm und behauptete, sie sei gar nicht fähig, ohne ihn zu leben. Im Laufe der wenigen Gespräche stellte sich heraus, dass er potentiell als gefährlich einzustufen ist, da er seine Frau nicht als eigenständiges Wesen betrachtete, sondern als ein Teil seiner selbst, als ein zu ihm gehörender „Bestandteil". Er litt an einer Borderline-Störung. In einer solchen Situation ist es für die Frau besonders schwierig sich zu behaupten und eine Trennung oder Scheidung durchzustehen, die zumindest potentiell nicht gefahrlos ist. Die Frau brach die Therapie nach wenigen Sitzungen ab und es ist mir nicht bekannt, wie sich die eheliche Situation entwickelt hat. Es gibt natürlich noch andere Gründe für männliche Gewalt gegen Frauen, so sind z.B. auch jähzornige, unbeherrschte Männer zu erwähnen, die sich – laienhaft formuliert – nicht im Griff haben.

Verschiedene Studien gehen davon aus, dass 10–35% der Frauen häusliche Gewalt irgendwann in ihrem Leben erduldet haben. Für Europa bedeutet dies, dass etwa ein Drittel aller Frauen in ihrem Leben physische oder sexuelle Gewalt erlebt haben [125]. Zu den Risikogruppen gehören jüngere Frauen, die unverheiratet sind, solche die eher eine bescheidene Schulbildung haben oder die als Kind schon Gewalt erlebt hatten. Zu erwähnen sind auch Alkohol- und/oder Drogenabusus des Partners, also des Täters und auch des Opfers [68].

In einer brasilianischen Studie wird dargelegt, dass 2014 über 47.000 Fälle von Vergewaltigung registriert wurden, wobei erwähnt werden muss, dass ein großer Teil von Vergewaltigungen nicht zur Anzeige gelangt ist. Man geht davon aus, dass in Brasilien etwa 500 Vergewaltigungen pro Tag stattfinden, natürlich nicht alle von einem Sexualpartner [73]. Gewalt gegen Frauen fällt vor allem in einer patriarchalisch geführten Gesellschaft auf, wie z.B. Brasilien [185].

Noch heute fehlt es z.B. in Indien an ausreichender Unterstützung von Frauen, die in irgendeiner Form Gewalt, darunter auch häusliche Gewalt, erfahren müssen. Dies gilt vor allem für ländliche Gebiete [152].

Bis ins 20. Jahrhundert hinein herrschte die Meinung vor, dass sich der Staat in Privatangelegenheiten nicht einzumischen habe. Das, was sich innerhalb der Familie abspielte, ginge den Staat nichts an und sei Privatsache. Frau Büchler [43] schreibt dazu: „Noch im 19. Jahrhundert war es dem Ehemann nicht grundsätzlich untersagt, die Ehepartnerin zu schlagen, da sie zu seinem Besitz gehörte und unter seiner Verfügungsgewalt stand".

Allerdings wurde man sich immer mehr bewusst, dass häusliche Gewalt auf Kosten der Frau, die davon betroffen war, ging. Das heißt, der gewalttätige Partner wurde eigentlich vor einer Intervention bzw. vor Strafe geschützt. Die rechtlichen Handlungsspielräume umfassen heute die Bereiche Polizeirecht, Strafverfolgung und Zivilrecht. „Das baselstädtische Polizeigesetz z.B. bestimmt, dass die Polizei Personen, die andere ernsthaft gefährden, bis zu 24 Stunden in Gewahrsam nehmen kann. Dieses Instrument dient nicht der Strafverfolgung, sondern ausschließlich der Gefahrenabwehr" [43].

Grundsätzlich ist häusliche Gewalt bei einer Wohn- und Lebenspartnerschaft ein Offizialdelikt und wird von Amtes wegen verfolgt. Beschimpfungen oder Sachbeschädigungen sind Antragsdelikte und können auf Wunsch der Betroffenen eingestellt werden.[2]

Die juristische Situation ist trotzdem nicht immer einfach, oft besteht Aussage gegen Aussage. Nicht selten ziehen Frauen ihren Strafantrag zurück, einerseits weil sie die Beziehung zum gewalttätigen Partner doch nicht auf lange Sicht aufs Spiel setzen möchten, andererseits weil sie sich vor dem Zerfall der Familie fürchten oder, nicht selten, sie fürchten sich vor dem Druck und den Drohungen des Partners.

Ein heute häufiger Begriff ist die sogenannte sexualisierte Gewalt: Darunter wird das Erzwingen gewaltsamer sexueller Handlungen verstanden. In der Schweiz ist sie seit 2004 ein Offizialdelikt (Nötigung oder Vergewaltigung). Allgemein gilt: Nachdem eine Frau sexuelle Gewalt erlitten hat, sollte sie so schnell wie möglich einen Arzt aufsuchen zur Spurensicherung und Dokumentation von Verletzungen. Die Frauen müssen forensisch untersucht werden, bis

2 Persönliche Mitteilung von L. Lanz vom 23.3.2021.

maximal 72 Stunden nach der erfolgten Tat [135]. Diese Untersuchung ist äußerst wichtig, auch im Hinblick auf eine Anzeige, die sonst häufig ins Leere läuft.

Die soziale Isolation und die Quarantänebestimmungen im Zusammenhang mit der Pandemie (Covid-19) scheint eine Zunahme der häuslichen Gewalt zu fördern. So haben etwa Frankreich, Zypern und Singapur einen 30%igen Anstieg an häuslicher Gewalt gemeldet. In anderen Ländern wie z.B. Deutschland, Spanien, England und Kanada ist eine Zunahme bei der Nachfrage nach Frauenhäusern zu verzeichnen [171]. Für sexualisierte häusliche Gewalt im Rahmen der Covid-19-Pandemie sind verschiedene Gründe zu nennen, etwa die Angst vor Arbeitsverlust, also existentielle Ängste, zu enger Wohnraum, in welchem sich zu viele Menschen – im Gegensatz zum normalen Leben – auch tagsüber aufhalten (müssen), und der Anstieg von Alkohol- und Drogenkonsum, der auch damit in Zusammenhang stehen kann [196]. Auch ist darauf hinzuweisen, dass es in manchen Ländern keine Seltenheit ist, dass eine Familie mit 3 und mehr Kindern in einer 2-Zimmer-Wohnung hausen muss. Es ist also zu erwarten, dass die Pandemie die Fälle von häuslicher Gewalt und auch die von Suizidhandlungen ansteigen lässt [74]. Da keine genauen Statistiken oder noch keine verlässlichen bestehen, die eindeutig sind, drücken sich die Autoren jeweils vorsichtig aus, doch scheint die Tendenz eindeutig zu sein, auch wenn Suizidstatistiken nicht vor 2022 vorliegen dürften. In jedem Fall steht schon jetzt fest, dass die psychischen Auswirkungen der Pandemie enorm sind. Angst, Depression und Schlafstörungen sind bei etwa einem Drittel der Bevölkerung aufgetreten. Dieser Sachverhalt gilt sowohl für die Schweiz als auch für andere Länder. Auch Kinder und Jugendliche sind betroffen [122]. Immerhin soll es bereits eine klare, obschon zahlenmäßig kleine Statistik geben aus dem Kanton Zürich. Im Interview mit der „NZZ am Sonntag" berichtete der leitende Psychologe Markus Landolt, dass anno 2020 49 Kinder und Jugendliche in die Notfallstation des Kinderspitals eingewiesen wurden nach einem Suizidversuch, im Jahr davor jedoch nur 22. Im ersten Quartal 2021 waren es bereits 21 Kinder und Jugendliche [121]. In Österreich sind im Zeitraum von Januar bis und mit April 2021 15 Frauen von ihrem Partner oder Expartner getötet worden, deutlich mehr als dem langjährigen Durchschnitt entspricht.[3]

Zu Recht schreibt der Pädiater Jenni: „Die Pandemie wirkt wie ein Brennglas. Das gilt für Erwachsene und Kinder gleichermassen. Bei denjenigen, die es schon vor der Krise schwer hatten, wird es noch schwieriger … Eltern, die vor

3 Persönliche Mitteilung von P. Stronegger.

der Krise schon psychisch vulnerabel waren, wurden nun krank, was auf das familiäre Klima schwerwiegende Auswirkungen haben kann" [106].

Trotzdem ist zu bemerken, dass die häusliche Gewalt in der Schweiz 2020 nicht zugenommen hat. Allerdings liegen noch keine offiziellen Zahlen vor, welche die zweite Corona-Welle, 2021, berücksichtigen. Bei den Sexualdelikten sind zwar mehr Anzeigen erstattet worden, aber die Anzeigen wegen Vergewaltigung waren rückläufig [119]. Strafanzeigen wegen häuslicher Gewalt gab es 2020 etwa gleich viele wie 2019 in Basel.

Dass körperliche, physische Gewalt, Aggressionen gegen Menschen – sehr oft die Partnerin – sowie die sexuelle Gewalt ein Straftatbestand ist und sein muss, dürfte in Mitteleuropa und in anderen westlichen Ländern unbestritten sein. Manchmal brauchen solche Frauen eine langwierige Therapie bis sie willens und fähig sind, ihren misshandelnden Partner anzuzeigen. Dennoch sei die vielleicht etwas unübliche Frage erlaubt: Wie verhält sich das Opfer, in den meisten Fällen eine Frau, angesichts der immer wiederkehrenden Gewaltausbrüche eines Partners? Ist heutzutage die Frau, die von einem Täter, im Laufe der Jahrzehnte vielleicht von mehreren Tätern, die als Partner fungieren, immer wieder missbraucht und vergewaltigt wird, nur einfach ein permanentes Opfer? Vor kurzem hat das Buch von Antje Joel: „Prügel – eine ganz gewöhnliche Geschichte häuslicher Gewalt" [107], große Aufmerksamkeit gefunden. Schon der Untertitel lässt aufhorchen. In diesem Buch schildert sie, dass sie jahrzehntelang von verschiedenen Partnern und Freunden sexuell missbraucht und geschlagen wurde. Von diesem Sachverhalt spricht eine „ganz gewöhnliche Geschichte". Sie beschreibt auch diverse Therapien, die sie teils allein, teils zusammen mit dem Partner, durchgeführt hat. Einerseits gibt die Autorin viel von ihrem persönlichen Leben in diesem Buch preis, andererseits zitiert sie auch Studienresultate, z.B.: „Nach US-Studien erfährt bereits jedes Teenagermädchen in seiner Beziehung sexuelle und/oder eine andere Form von Gewalt" [107, S. 120]. In der Wissenschaft ist praktisch nie etwas 100%ig, schon gar nicht bei einer Misshandlung! Eine solche Aussage spricht nicht für eine seriöse wissenschaftliche Untersuchung. Die Misshandlungen von Frau Joel haben offenbar schon sehr früh, im Alter von etwa 16 Jahren eingesetzt, und schon damals soll sie den Satz zu hören bekommen haben, dass es zwar schlimm sei, wenn ein Mann eine Frau schlägt, aber „wirklich schlimm ist wer bleibt" [107, S. 145/146]. In ihrem Buch versucht sie Gründe aufzuzeigen, warum eine Frau bei einem solchen zuschlagenden und vergewaltigenden Mann bleibt. Eine lautet: „die Liebe". Eine andere Begründung lautet, „… dass er Besitz von mir ergriffen hat. Von meinem Geist, meinem Denken. Von meinem Körper sowieso. Er hat mich infiltriert. Mit seinem Denken, seinen Werten, seinen Wahrheiten" [107, S. 159]. Von Therapeuten oder im sozialen Bereich Tätigen soll sie den Rat erhalten haben „… dass die Frau ihm noch einmal eine Chance gibt" [107, S. 162]. Über eine zweite Chance kann in einem solchen Fall durchaus diskutiert werden, doch scheint es, dass die Autorin Dutzende von Chancen vergeben hat. In der Paartherapie wurde ihr gesagt, dass die Therapeutin nicht verstehe, warum die Autorin mit einem solchen Mann zusammen sein wolle. Sie versteht die Therapeutin aber nicht: „Denn ihre Verachtung richtet sich nicht gegen den Täter. Nicht einmal gegen die Tat, sie richtet sich gegen mich" [107, S. 299]. Die Verachtung hat vielleicht beiden gegolten, wenn auch nicht in gleichem Masse. Die Autorin kritisiert eine Paartherapeutin, die diese Thematik in einem Buch verarbeitet hat „Sie küssen und sie schlagen sich" und in dem stehe, dass eine solche Haltung, die über Jahre konstant ist, und wo sich die Frau aus den Fängen der Peiniger sich nicht befreien kann, Krankheitswert habe. Auch wenn die Unterscheidung zwischen krank und gesund auf dem Gebiet der Psychologie und Psychiatrie oft fließende Übergänge aufzeigt, finde ich die Frage nach einem Krankheitswert zumindest diskussionswürdig. Es ist schon auffällig, wenn Frauen im Laufe vieler Jahre immer wieder an Partner geraten, von denen sie gedemütigt, geschlagen und vergewaltigt werden. Nebenbei wäre auch die Frage einer Schwangerschaftsverhütung erlaubt. (Frau Joel soll mindestens vier Kindern das Leben geschenkt haben! [107, S. 163]). Vor allem aber ist zu bemerken, dass diese Geschichte sich nicht um 1900 abspielt, sondern zumindest partiell in unserem 21. Jahrhundert. Wird mit diesem Buch nicht ein falsches Frauenbild gezeichnet? Ist eine solche Frau, die sich als Opfer sieht und es auch ist, nur hilflos aber noch gesund? Mit keinem Wort werden moderne gesunde Frauen erwähnt, die nie geschlagen werden oder die von ihrem Partner auch häusliche Gewalt erleben, vielleicht geschlagen werden, aber nur ein Mal. Diese geben dem Partner zu verstehen, „so nicht", das geschieht kein zweites Mal. Einige geben vielleicht dem Täter eine zweite Chance, aber dann gelingt es ihnen sich zu trennen oder einen Schlussstrich zu machen. Wie viele Frauen haben dies erlebt, ein oder zweimal, aber dann nie mehr. Die Zahl dieser Frauen dürfte die Zahl derer, die von der Autorin geschildert werden, weit übersteigen.

16 Sexualität zur Zeit des Nationalsozialismus (NS)

Die Sexualität wurde zur Zeit des Nationalsozialismus nicht als Nebensächlichkeit taxiert; das NS-Regime war keineswegs sexualfeindlich. Im Gegenteil: die Bevölkerung wurde dazu ermuntert ihre Sexualität auszuleben. Natürlich galt dieser Sachverhalt nur für die „Reinrassigen", für alle übrigen galten andere „Spielregeln". Auf eine Kurzformel gebracht könnte man sagen, der Nationalsozialismus hat bestimmt „... wer mit wem Sex haben durfte". Als Beispiel sei das antisemitische Hetzblatt der „Stürmer" angeführt, wo gegen jüdische Männer gehetzt wurde im Zusammenhang mit angeblicher Vergewaltigung, systematische Verleitung deutscher Mädchen zur Prostitution, Pädophilie usw. Sogar bei der Verhetzung der Juden wurde die Sexualität bemüht [97, S. 25 u. 27].

Die christlichen Kirchen waren grundsätzlich keine Gegner des Nationalsozialismus. Hitler wurde in religiösen Kreisen als „Glücksfall" oder gar „Geschenk Gottes" erachtet [97, S. 53]. Diese Einschätzung war nicht nur in den großen Kirchen beider Konfessionen zu finden, sondern auch bei gewissen Freikirchen, die sich zum Teil beeindrucken ließen von Äußerlichkeiten Hitlers, wie z.B. dass er nicht geraucht und nicht getrunken hatte und Vegetarier war. Zwar gab es empörte Stimmen aus kirchlichen Kreisen, wenn der Nationalsozialismus außereheliche Kontakte guthieß und propagierte. Doch bediente er sich christlicher Ausdrucksformen, wobei gleichzeitig christliche Werte verhöhnt wurden, wie das folgende Beispiel zeigt: Im März 1935 wurde in Berlin die Ausstellung „Das Wunder des Lebens" eröffnet. Dem Publikum sollte die NS-Rassentheorie schmackhaft gemacht werden: „Zur Ausstellung gehörte ein Spruch, der außerehelichen Geschlechtsverkehr ausdrücklich billigte (solange das Kind, das aus solch einer Verbindung hervorging, sowohl rassisch als auch eugenisch ‚gesund' sei). Unbefleckt und heilig ist die Empfängnis aus würdiger Liebe – unbefleckt und heilig ist die Geburt wohl gearteten Lebens'. Hier wurde die katholische Lobpreisung der Jungfrau Maria gleichzeitig verhöhnt, imitiert und radikal umgedeutet, ein gutes Beispiel für die NS-Strategie, sich christlicher Werte zu bedienen und sie im selben Atemzug zu verwerfen" [97, S. 58]. Sowohl Hitler selbst als auch Heinrich Himmler haben sich negativ über die Lehren, wie sie in christlichen Kirchen praktiziert und verstanden wurden, geäußert. Himmler soll die Einehe als „satanisch" und die kirchlichen Vorschriften zur Ehe als

„unmoralisch" bezeichnet haben. Es gab kaum Proteste in den Kirchen, als im September 1935 in Nürnberg Gesetze erlassen wurden, welche intime sexuelle Beziehungen zwischen Juden und Nichtjuden verboten haben [97, S. 64 und 59]. Hitler selbst schwebte eine protestantische und katholische Einheitskirche vor, die er instrumentalisieren und infiltrieren wollte.

In seinem berühmten Buch „Medizin ohne Menschlichkeit" von Alexander Mitscherlich werden Dokumente des Nürnberger Ärzteprozesses publiziert. Ärzte haben unter dem NS-Regime Menschenexperimente durchgeführt, die unmenschlich und grausam waren. Es wurden buchstäblich Menschen zu Tode gequält unter dem Vorwand der Wissenschaft. So wurden beispielsweise Unterdruck- und Unterkühlungsversuche vorgenommen, um zu erfahren, „… ob die Erwärmung unterkühlter Menschen durch animalische Wärme, d.h. durch tierische oder menschliche Wärme ebenso gut oder besser ist als die Erwärmung durch physikalische oder medikamentöse Maßnahmen" [138, S. 63]. Männliche Versuchspersonen wurden unbekleidet in kaltem Wasser, zwischen 4° und 9°, abgekühlt. Die Temperaturmessung wurde rektal durchgeführt. Bei einer gemessenen Temperatur von 30° wurden die Versuchspersonen aus dem Wasser entfernt. Alle Personen waren bei dieser Temperatur bewusstlos. Sie wurden zwischen zwei nackte Frauen gelegt, die sie wieder aufwärmen sollten. Die Erwärmung erfolgte sehr langsam. Versuchspersonen jedoch, „… deren körperlicher Zustand den Koitus erlaubte, erwärmten sich auffallend schnell und zeigten ebenso auffallend schnell eine Wiederkehr des völligen körperlichen Wohlbefindens". In der Sprache der Nationalsozialisten lautete die Formulierung, die Frauen betreffend, wie folgt: „Für die animalische Aufwärmung wurden 4 Frauen aus dem KL Ravensbrück nach Dachau ‚in Marsch gesetzt'" [138, S. 62 und S. 64].

Es wurden in den KZ auch Massensterilisationen durchgeführt. Der folgende Satz spricht Bände: „Allein der Gedanke, dass die 3 Millionen momentan in deutscher Gefangenschaft befindlichen Bolschewisten sterilisiert werden könnten, so dass sie als Arbeiter zur Verfügung stünden, aber von der Fortpflanzung ausgeschlossen wären, eröffnet weitgehendste Perspektiven". [138, S. 237].

Die Nationalsozialisten – wohlverstanden sprechen wir hier meistens von Ärzten – verwendeten drei verschiedene Methoden, um Massensterilisationen durchzuführen: [138, S. 237]

- Die medikamentöse Sterilisation
- Die Röntgensterilisation
- Die Sterilisation durch intrauterine Reizwirkung

Die Sterilisationen sollten schnell und effizient durchgeführt werden, ohne jede Rücksicht auf menschliches Leiden und Schmerzen.

Im Sommer 1942 erinnert Viktor Brack Himmler an sein Sterilisierungsprogramm mit folgenden Worten: „Bei etwa 10 Millionen europäischer Juden sind nach meinem Gefühl mindestens 2–3 Millionen sehr gut arbeitsfähige Männer und Frauen enthalten. Ich stehe in Anbetracht der außerordentlichen Schwierigkeiten die uns die Arbeiterfrage bereitet, auf dem Standpunkt, diese 2–3 Millionen auf jeden Fall herauszuziehen und zu erhalten. Allerdings geht das nur, wenn man sie gleichzeitig fortpflanzungsunfähig macht". Im Konzentrationslager Ravensbrück wurde die Röntgensterilisation auch an „Zigeunerkindern" durchgeführt, ohne irgendwelche Betäubungsmittel anzuwenden [138, S. 242 u. 244].

Wendy Lower, die eine Professur für Geschichte bekleidet, schrieb ein Buch über „Hitlers Helferinnen". Ihr fiel auf, dass zahlreiche Untersuchungsberichte aus der Nachkriegszeit existierten, in denen zahlreiche Frauen als Zeuginnen befragt worden waren. Die Strafverfolger haben sich aber viel mehr für männliche Täter interessiert als für weibliche. Bei ihren Forschungen konnte Lower immer mehr ihren Verdacht bestätigt sehen, dass deutsche Frauen bei der Eroberung Osteuropas durch die Nazis eine wesentliche Rolle gespielt haben und dass ihnen eine große Bedeutung zukam im Zusammenhang mit Nazi-Verbrechen. [128, S. 15 ff.]. „Hunderttausende deutscher Frauen gingen in die von den Nazis besetzten Gebiete im Osten – also nach Polen und die westlichen Regionen dessen, was viele Jahre lang die Sowjetunion war, darunter auch in die heutige Ukraine, Weißrussland, Litauen, Lettland und Estland – und waren tatsächlich integraler Bestandteil von Hitlers Vernichtungsmaschinerie". Es waren nicht „randständige Soziopathinnen" – welche aktiv waren und mitgemacht haben in der ganzen Tötungsmaschinerie – sondern Täterinnen aus Überzeugung. Es war in ihren Augen folgerichtig, sich an den Feinden des Reiches zu rächen. Nicht zufällig geschah dies größtenteils in den östlichen Ländern, denn der Anteil der jüdischen Bevölkerung war dort besonders groß. Die Helferinnen verfügten auch über eine entsprechende Machtposition: Sie hatten die Befugnis Untergebenen Befehle zu erteilen.

Beim Aktenstudium fiel Lower der Zusammenhang auf zwischen Verbindung von sexueller Intimität und Gewalt. Als Beispiel nennt sie Folgendes: „Romantische Ausflüge wie ein Spaziergang in den Wäldern konnten Liebende in unmittelbaren Kontakt mit dem Holocaust bringen. Und ich las von einem deutschen Kommissar in Weißrussland und seiner Sekretärin, mit der er ein

Verhältnis hatte. Als sie im Winter eine Jagd organisierten und keine Tiere fanden, schossen sie eben auf Juden, die langsam durch den Schnee liefen" [128, S. 21]. Zwar gab es unmittelbar nach dem 2. Weltkrieg schon Untersuchungen, welche die Rolle der Frau im Nationalsozialismus erwähnt haben, so z.B. wurde stark auf die KZ-Aufseherinnen Irma Grese und Ilse Koch fokussiert, doch galten diese quasi als Einzelfälle um nicht zu sagen als Ausnahme. Die deutsche Frau wurde lange Zeit als Heldin dargestellt, als unpolitisch. Dies entspricht auch den Gedenktafeln, die in verschiedenen deutschen Städten zu finden sind, welche den „Trümmerfrauen" gewidmet sind, die beim Wiederaufbau Deutschlands „heldenhaft" geholfen haben. Natürlich muss von jeder Pauschalisierung Abstand genommen werden, doch war die Zahl der politisch aktiven Frauen im 3. Reich erstaunlich hoch: Während es zur Zeit des Ausbruchs des 2. Weltkrieges 1939 ca. 40 Mio. deutsche Frauen gab, waren etwa ein Drittel (13 Mio. Frauen) in Parteiorganisationen der Nationalsozialisten aktiv [128, S. 24/25].

In den Konzentrationslagern waren auch Ärztinnen und Krankenschwestern tätig. Man geht davon aus, dass bei Kriegsende ca. 10% des Lagerpersonals weiblich war. Über 3.000 Frauen wurden vor allem in Ravensbrück als KZ-Wärterinnen ausgebildet, von wo sie dann zum Einsatz kamen in Auschwitz, Birkenau und Majdanek [128, S. 37]. Natürlich waren diese Mädchen, die später zu Täterinnen wurden, einem massiven Propagandadruck ausgesetzt. In Filmen und Romanen wurde der Jude als lüsternes Wesen dargestellt:

> „In dieser sexualisierten Form traf der Antisemitismus den intimsten emotional aufgeladensten Bereich, in dem deutsche Nichtjuden und deutsche Juden miteinander verkehrten. Er richtete sich gezielt an die ‚arische' weibliche Bevölkerung in Deutschland, die Frauen galten als verletzliche Sexualobjekte, deren Körper von wachsamen Beschützern gegen die Juden verteidigt werden mussten" [128, S. 44/45].

Lower [128, S. 137] berichtet von jüdischen Arbeitskräften, die einer Buchhalterin und ihrem Freund jeden Wunsch erfüllen mussten und ihnen Delikatessen ans Bett zu servieren hatten, wo beide nackt lagen. Ihr Kommentar: „Die beiden waren berauscht von ihrer frisch erworbenen Macht und ihrem ‚Platz an der Sonne', einem Gefühl, das in Deutschland als ‚Ostrausch' geradezu sprichwörtlich war. Diese Euphorie kam in Sex und Gewalt zum Ausdruck".

Was für die männlichen Schergen Hitlers galt, traf auch auf die Frauen, die sich aktiv an der Tötungsmaschinerie beteiligt haben, zu. Sie rekrutierten sich sowohl aus wohlhabenden wie aus armen Kreisen, es gab gebildete und ungebildete, sie waren reformiert oder katholisch, stammten aus ländlichen oder städtischen Gebieten. Gemeinsam war ihnen aber allen Rassismus, Antisemitismus, Gier und Arroganz. Zudem waren fast alle junge Menschen [128, S. 212]. Das Fazit, das Lower in ihrem Buch zieht: „Die meisten Mörderinnen kamen ungestraft davon" [128, S. 254].

Die seit 1935 existierende SS-Organisation „Lebensborn" wurde von Himmler gegründet um – aus der Sicht der Naziführung – erbbiologisch und rassisch wertvollen Nachwuchs zu gewährleisten und zu sichern. Diese Organisation war ein Teil der menschenverachtenden Bevölkerungspolitik der Nazis. In den Kriegsjahren hatte der „Lebensborn" etwa 700 Angestellte, die meisten davon waren Frauen. Erst Jahre nach dem Krieg wurde vollumfänglich bekannt, dass sich die Organisation mit Geldern finanzierte, die nicht nur auf skrupellose, sondern auch auf kriminelle Weise beschafft wurden. Häufig handelte es sich bei den Müttern um kaufmännische Angestellte, die Väter waren oft Akademiker in leitender Funktion [117, S. 64, 83 und 98]. 1942 soll Himmler gesagt haben, „es sei ‚Aufgabe jeder volksdeutschen Frau, dem Führer ein Kind zu schenken', was zu einem sprunghaften Anstieg unehelicher Geburten führte" [117, S. 163]. Er war der Ansicht, dass es Kinder gab, die nicht „eindeutschungsfähig" waren, z.B. solche aus Polen oder anderen Ostländern. Mit diesen Kindern beabsichtigte er eine Art Versklavung, denn er glaubte, diese Kinder bräuchten keine gute Schulbildung, d.h. nur 4 Klassen Volksschule, so dass sie ihre Namen schreiben können „sowie die Lehre, dass es ein Gottesgebot ist, den Deutschen gehorsam zu sein und ehrlich und brav zu sein" [117, S. 167].

Der „Lebensborn" hatte zum Ziel, „rassisch einwandfreien" Frauen die Möglichkeit zu bieten, ihr uneheliches Kind ohne Kosten zu gebären in einer „harmonischen Umgebung". Er war auch gedacht für Leute und Ehefrauen von Männern, die bei der SS tätig waren. Natürlich hatten beide Elternteile den Kriterien des Rassenwahns zu entsprechen. Während des Krieges machte sich mehr und mehr auch der Gedanke breit, mit Hilfe des „Lebensborns" in den erhofften „Kolonien im Osten" Nachschub für die gefallenen Soldaten zu schaffen. Ob eine Frau verheiratet war oder nicht spielte keine Rolle, es sollte nur noch die richtige „deutsche Mutter" geben. Nach erfolgter Geburt sollten die Mütter wieder nach einigen Wochen den „Lebensborn" verlassen [117, S. 42–46 u. 130].

Obschon auch in Laienkreisen viel über die nationalsozialistischen Konzentrationslager gelesen wurde, ist die Tatsache, dass in den KZ Bordelle eingerichtet wurden, viel weniger bekannt geworden. Besonders eigenartig erscheint es, dass Bordelle für Häftlinge errichtet wurden. In zehn großen Konzentrationslagern wurden zwischen 1942 und 1945 von Heinrich Himmler Bordelle organisiert für männliche Häftlinge. Dieses Faktum war keine Konzession an männliche Inhaftierte, sondern hatte zum Ziel, die Arbeitsfähigkeit und Effizienz der Zwangsarbeiter zu steigern. Die offizielle Geschichtsschreibung erwähnt die KZ-Bordelle höchstens am Rande, erst ab den 1990er Jahren befassten sich Historiker eingehender mit dieser Problematik [168, S. 15 u. 18].

Zu diesem Thema liegt eine ausführliche Monographie von Robert Sommer vor „Das KZ-Bordell". Sein Kommentar: „Ein flächendeckendes System staatlich-kontrollierter Bordelle, das aus zivilen, militärischen sowie Bordellen für Zwangsarbeiter bestand und sich zugleich in das System der KZ hinein erstreckte, überzog Europa". Schon 1939 hat Himmler einen „Kinderzeugungsbefehl" erlassen, indem er zur Zeugung unehelicher Kinder aufgerufen hat. Er sprach sich für eine Kanalisierung männlicher Sexualität aus durch „staatlich regulierte Prostitution". Allerdings sprach er sich deutlich gegen die Homosexualität aus, besonders in der SS und bei der Polizei. Für diese drohte ab 1941 sogar die Todesstrafe. Die Prostituierten wurden streng kontrolliert, die Überwachung wurde „in rigider Weise von den staatlichen Gesundheitsämtern und mit Hilfe der Polizei durchgesetzt" [168, S. 31–49]. Die Frauen in den KZ-Bordellen wurden für ihre Tätigkeit gezwungen, zwar war ein Teil von ihnen schon zuvor als Prostituierte tätig, zumindest wurde ihnen dies von den Nationalsozialisten unterstellt. Es waren auch Frauen unter den Zwangsprostituierten, die als asozial abgestempelt waren oder solche, die einen „verbotenen Umgang" mit einem Ausländer pflegten. Die Zwangsprostituierten waren nicht nur deutsche Frauen, sondern auch solche aus Polen, der Ukraine, aus Weißrussland und Holland. Jüdische Frauen wurden von den Nazis nicht für diese Aufgabe rekrutiert. Das Alter wird mit 20–25 Jahren angegeben. Diese Frauen wurden praktisch zur Prostitution gezwungen: Sie hatten die Wahl zwischen dem Sexgewerbe und dem Tod in einem KZ. Das KZ-Bordell war „keine Stätte der Toleranz, sondern eine perfide Kombination aus sexueller Ausbeutung und Mittäterschaft. Maskulinität wurde zum Privileg und als dominant, hegemonial, viril und ausbeuterisch definiert" [168, S. 272/273].

Die sexuelle Ausbeutung der Frauen war für sie eine mögliche Überlebensstrategie. Zudem waren die Bedingungen in den Lagerbordellen für die Frauen, z.B. in hygienischer Beziehung, deutlich besser als in den meisten KZ-Frauenlagern. Den Frauen darf keine Kollaboration mit der SS vorgeworfen werden, sowenig man das den Arbeitern vorwerfen kann, die für die Rüstungs- und Kriegsindustrie zu arbeiten hatten [168, S. 274–278].

Warum tut sich die Menschheit überhaupt einen Krieg an, zu allen Zeiten und immer wieder von neuem? Im 20. Jahrhundert haben Kriege ein gigantisches Ausmaß angenommen. Der Krieg entsteht nicht oder kaum aus Gründen des Sadismus, sondern eher dürfte das Gegenteil zutreffen, dass der Krieg Sadismus erzeugt bzw. begünstigt. Die menschliche Natur wird durch den Krieg verändert. Ein Krieg führt nicht zuletzt dazu, dass der Mensch regrediert und quasi auf eine frühere Zivilisationsstufe zurückfällt. Frau Herzog meint dazu Folgendes: „Es hieße, vorsätzlich die Augen zu verschließen, leugnete man die sexuellen Elemente sowohl des Krieges als auch des Völkermordes: die klare Abtrennung der Sexualität vom Gefühl in den eilig eingerichteten Bordellen, in denen Frauen zur Prostitution gezwungen wurden; die fast ‚nekrophile Praxis', in den Dörfern abends mit den Frauen zu verkehren, bevor man die Bewohner am nächsten Morgen alle umbrachte." [97, S. 73/74].

17 Massenvergewaltigungen unter Kriegsbedingungen

Massenvergewaltigungen von Frauen im Zusammenhang mit bewaffneten Auseinandersetzungen wie Kriegen, gehören zu den sog. Kriegsverbrechen. Letztere sind ausgewählte und schwere Verstöße gegen die Regeln des Internationalen Völkerrechts. Zum humanitären Völkerrecht gehören unter anderem die sog. Haager Landkriegsordnung und die Genfer Konventionen. Zu den Kriegsverbrechen gehören das vorsätzliche Töten geschützter Personen (z.B. Verwundete, Schiffbrüchige, Kriegsgefangene und Zivilisten) sowie die Folter oder unmenschliche Behandlung solcher geschützten Personen. Man spricht auch von Angriffen gegen die Zivilbevölkerung.

In seinem Buch „Die Lust am Bösen" schreibt Sorg [169], dass zu wenig in Betracht gezogen werde, dass der Mensch eine „genuine Neigung zum Bösen" habe und sich entscheiden könne, ob er eine Tat ausführen wolle oder nicht. Kriegszeiten sind besonders geeignet, das Böse hervorkommen zu lassen, dafür zu sorgen, dass die hauchdünne, (gutaussehende) Fassade vieler Menschen zusammenbricht. Auch wenn es den Anschein hat, dass Kriminelle in Kriegszeiten es besonders auf hilflose Zivilisten abgesehen haben, sind bei weitem nicht nur Kriminelle beteiligt, wie wir sie in Friedenszeiten definieren. In ihrem Buch „Keiner war dabei – Kriegsverbrechen auf dem Balkan vor Gericht" schreibt Frau Drakulic, dass Zehntausende Frauen vergewaltigt worden sind während des Balkankrieges: „Wir sprechen hier von Tausenden Männern, die das getan haben. Waren die meisten von ihnen Kriminelle? Kaum zu glauben. Es wird wohl eher so sein, dass der Krieg normale Männer … zu Kriminellen gemacht hat. Da war Opportunismus und Angst im Spiel, aber auch Überzeugung. Hunderttausende glaubten mit dem was sie taten, im Recht zu sein. Anders lässt sich die große Zahl der Vergewaltigungen und Morde nicht erklären" [59, S. 41].

Der frühere amerikanische Außenminister Henri Kissinger soll gesagt haben: „Macht ist das stärkste Aphrodisiakum" [167, S. 192]. Davon zeugen nicht nur Massenvergewaltigungen von Frauen unter Kriegsbedingungen, sondern auch apodiktische Sektenführer, welche die überzeugten Anhängerinnen – meist in einer Art Ghetto lebend – als Freiwild betrachten und mit diesen intime Beziehungen eingehen und sie vergewaltigen. Dies trifft z.B. auf David Koresh (Waco-Massaker 1993) zu, der in den USA in einer Art Ghetto mit seinen getreuen Anhängern lebte. Er propagierte einen extrem „christlichen" Lebensstil, ist aber mehrere intime Beziehungen mit verheirateten Frauen und minderjährigen Mädchen eingegangen. Ebenso scheute sich Koresh nicht, Kinder sexuell zu missbrauchen und sie zu schlagen, wenn sie ihm auf irgendeine Weise Widerstand leisteten [91, S. 67 + 68]. David Koresh hielt sich für Gott – ebenso wie Jim Jones, der Anführer des Massakers von Guayana 1978. Koresh löste ganze Familien auf um eigenständige Gruppenbildungen in der Sekte zu verhindern. Auch er verlangte von seinen Anhängern sexuelle Enthaltsamkeit, um eine Kontrolle über seine Anhänger ausüben zu können [167, S. 245].

„Beispielsweise wurde und wird quer durch alle Jahrhunderte und mannigfache Breitengrade Vergewaltigung zur psychologischen Kriegsführung eingesetzt, indem hauptsächlich Frauen jeglichen Alters, aber auch Männer und Kinder der im Kampf unterlegenen Gruppen regelmäßig und systematisch vergewaltigt werden. Aus der Arbeit mit Vergewaltigungsopfern wissen wir, dass die Folgen von Vergewaltigungen und anderen erzwungenen sexuellen Kontakten verheerend sind. Und das nicht nur für den Körper: Die seelischen Folgen sind noch viel schwerwiegender und länger anhaltend" [181, S. 44].

In der Fachliteratur wird von der „transgenerationalen Trauma-Transmission" gesprochen. Man versteht darunter die Tatsache, dass mehrere Generationen durch ein Trauma geprägt sein können. Dies haben nicht zuletzt Forschungen zum Holocaust ergeben. Csef meint dazu: „Die Weitergabe traumaspezifischer Inhalte an die nächsten Generationen erfolgt nach dem biblischen Motto ‚bis ins dritte und vierte Glied'" [51]. In einer Fernsehsendung (ARD-Alpha vom 19.8.2020) wurde in diesem Zusammenhang von „vererbten Narben" gesprochen. Umwelteinflüsse werden von einer Generation auf die nächste übertragen. Einerseits wurden genetische Einflüsse erwähnt, andererseits war auch von Phänomenen die Rede, die naturwissenschaftlich nicht erklärt werden können.

Zu den bekanntesten Massenvergewaltigungen im großen Stil unter kriegerischen Bedingungen kam es nicht nur am Ende des Zweiten Weltkrieges, sondern auch im Bosnienkrieg, in welchem serbische Truppen 1995 in Srebrenica einen großen Teil der muslimischen Bevölkerung gefoltert und getötet haben. Payk schreibt dazu: „Die Verbrechen erfolgten nicht spontan, sondern waren von vornherein geplant und wurden systematisch durchgeführt. Neben den Massenerschießungen waren Folterungen, Misshandlungen, Vergewaltigungen, Deportationen, Vertreibungen, Zerstörung und Entwürdigung nicht nur von oben geduldete und von der serbisch-orthodoxen Kirche abgesegnete, sondern auch von den serbisch-nationalistischen Machthabern beabsichtigte Mittel einer ethnischen Säuberung" [146, S. 87]. Ein Psychiater lässt in seinem Bericht eine 42-jährige Lehrerin wie folgt zu Wort kommen: „Frau K., unsere Krankenschwester, trat vor und sagte dem Anführer ihre Meinung. Darauf packten sie mehrere Soldaten, schlugen ihr ins Gesicht und überallhin, rissen ihr die Kleider vom Leibe und machten Anstalten sie zu vergewaltigen. Frau K. schrie gellend auf. Da trat der Offizier an sie heran und schoss ihr mit einer Pistole mehrfach in das Gesicht und den Kopf … Wir waren vor Angst gelähmt und ließen alles mit uns machen. Mich haben fünf oder sechs Serben hintereinander vergewaltigt, während je zwei mich an den Beinen und Armen festhielten. Nach ein oder zwei Stunden war alles vorbei, wir wurden an den Händen gefesselt, jeweils zwei Frauen zusammen an den Beinen, und auf einen LKW geschmissen … Es sind Tausende von unseren Frauen hier angesammelt, kleine Mädchen von 10 oder 12 Jahren bis zu älteren Frauen von über 50" [146, S. 87/88].

Um solche Verbrechen zu begehen braucht es – selbst unter Kriegsbedingungen – ein enormes Ausmaß an Feindseligkeit, Hass, Gewalt und ein geradezu süchtiges Verlangen nach Ausübung von Macht und Unterjochung. Oder bildhafter formuliert: „Das Böse in uns ist also ein seit Jahrtausenden domestiziertes Raubtier, das in guten Zeiten an der Kette spazieren geführt werden kann … Zwar scheint das Raubtier in ihm gezähmt, aber es hat nur die Krallen eingezogen, solange es satt wird. Sollten die zum Überleben notwendigen Ressourcen – Wasser, Nahrung, Wärme – knapp werden, wäre ein Kampf aller gegen alle zu erwarten" [146, S. 237/238]. Hier kann auch der alte Spruch angeführt werden: „Homo homini lupus" (Der Mensch ist dem Menschen ein Wolf) oder frei übersetzt: Der Mensch ist des Menschen schlimmster Feind. Bei all diesen Tiervergleichen, derer sich der Mensch immer wieder bedient und die auf den ersten Blick plausibel erscheinen ist jedoch kritisch anzumerken, dass sich kein einziges Tier so grausam verhält wie die zuvor erwähnten Menschen, sei es unter Kriegsbedingungen oder unter sektiererischen Guruanhängern, die ihrem obersten Führer blind vertrauen und bedingungslos gehorchen.

Am Ende des Zweiten Weltkrieges, 1945, kam es zu zahlreichen Massenvergewaltigungen von Frauen, die von Vertretern der Siegermächte ausgeführt wurden. In erster Linie sind russische Soldaten zu nennen, aber auch solche anderer Nationen, die zu den Siegermächten gehörten. Viele Frauen begingen kurz danach Suizid, oft zusammen mit ihren Kindern. Pfarrer warnten vor einer „Selbstmordepidemie" und einer „ansteigenden Selbstmordwelle im Deutschen Reich". Ein Suizid sei Christen verboten, so wurde argumentiert [103, S. 82/83]. Huber erwähnt über tausend Augenzeugenberichte. Anhand derer lässt sich „wie auf einer Landkarte der Weg der Selbstmordwelle von Ostpreußen an die

Oder-Neiße-Linie bis in kleine und kleinste Orte nachzeichnen. So wie Massenflucht, Plünderungen und Vergewaltigungen wurden Selbstmorde ein zwingendes Begleitphänomen der finalen Kämpfe um das Dritte Reich. Diese erste Welle von Selbsttötungen im Osten des Reiches folgte parallel dem Vorstoß der Roten Armee" [103, S. 92]. Und weiter: „Viele, der Schätzungen zufolge etwa 10.000 Berliner Frauen, die nach ihrer Vergewaltigung starben, begingen Selbstmord" [103, S. 132]. „Die Selbstmordwelle mit zehntausenden Toten war der extreme Ausdruck einer Sinnleere und eines Schmerzes, in den sich die Menschen angesichts von Irrtum, Niederlage, Demütigung, Verlust, Scham, persönlichem Leid und Vergewaltigung geworfen sahen" … „Dass sich in einer Provinzstadt zwei Stunden nördlich von Berlin einer der größten Massenselbstmorde der Geschichte zugetragen hat, hat die deutsche Gesellschaft nicht zur Kenntnis genommen" [103, S. 253/254 und 280].

Wenn jeweils von Massenvergewaltigungen von deutschen Frauen am Ende des 2. Weltkrieges die Rede ist, so werden meistens in erster Linie die Russen genannt. Dies bedarf jedoch eines Kommentars. Die zuvor in Russland einfallenden Deutschen haben die Zivilbevölkerung aufs Übelste misshandelt. Die russische Bevölkerung, z.B. Frauen und Kinder wurden gequält, gefoltert und vergewaltigt. Dieser Sachverhalt muss im Auge behalten werden, d.h. das Moment der Rache scheint in den Köpfen der Russen auch eine Rolle gespielt zu haben [24].

Über die Zustände am Ende des Zweiten Weltkrieges berichtet Mirjam Gebhardt, dass viele Frauen in ihren Handtaschen Zyankalikapseln und Rasierklingen bei sich trugen. Im April 1945 sollen die Selbstmordzahlen in Berlin ihren Höhepunkt erreicht haben [75, S. 52]. Sie weist darauf hin, dass auch andere Nationen als die Russen bei der Vergewaltigung von Frauen am Kriegsende beteiligt waren, so z.B. die amerikanischen Soldaten, bei welchen die Vergewaltigungen bereits nach der Landung in der Normandie begonnen hätten. Manche Gruppenvergewaltigungen haben sich in Räumen abgespielt, welche von den Sowjets und den Amerikanern eingerichtet worden sind um während mehrerer Tage Frauen zu vergewaltigen [75, S. 154 und 167].

Erstaunlicherweise weist Frau Gebhardt am Schluss ihres Buches auch auf die Rolle der deutschen Frauen 1945 hin: Seit Ende des letzten Jahrhunderts sei es kein Geheimnis mehr, dass Frauen nicht nur Opfer gewesen seien: „Sie haben mehrheitlich der nationalsozialistischen Ideologie zugestimmt, sie waren im schlimmsten Fall aktiv an der Verfolgungs- und Vernichtungspolitik beteiligt. Ohne die zahllosen Denunziantinnen wäre etwa die Erfassung der jüdischen Bevölkerung zur späteren Ausplünderung, Vertreibung und Vernichtung nicht möglich gewesen … Frauen waren KZ-Wärterinnen, Kolonistinnen in den besetzten Gebieten, Anstifterinnen, Mitläuferinnen, Profiteurinnen oder zumindest Zuschauerinnen der nationalsozialistischen Verbrechen … Auch vermeintlich apolitische Hausfrauen glaubten an die Überlegenheit des deutschen Volkes und an die Gerechtigkeit des Krieges, hofften auf den Endsieg und hielten ganz entscheidend die Kriegsmaschinerie am Laufen" [75, S. 295]. Dieser Sachverhalt wird auch von Wendy Lower ausgeführt und bestätigt in ihrem Buch „Hitlers Helferinnen". All dies ändert aber nichts an den Gräueltaten, die sowohl während als auch am Ende des Zweiten Weltkrieges an Frauen begangen wurden.

Abschließend wollen wir folgende drei Fragen kurz zu beantworten versuchen:

Wer begeht Massenvergewaltigungen (und welche Konsequenzen haben sie)?
Der erste Teil der Frage ist einfach zu beantworten: In der Regel werden Frauen von Soldaten vergewaltigt, die zu den sogenannten Siegern gehören, wie dies z.B. am Ende des Zweiten Weltkrieges der Fall war, wo Soldaten der Besatzungsmacht Frauen vergewaltigt haben. Dies bedeutet auch, dass die meisten Männer, die ohne einen Krieg nie eine Frau vergewaltigen würden, dieses Verbrechen in einem Krieg sehr wohl begehen können. Die Antwort auf den zweiten Teil der Frage ist im Grunde genommen sehr ernüchternd: In den allermeisten Fällen haben solche Verbrechen keine Konsequenzen, wenn man von Ausnahmen absieht. Gerade weil es sich um ein Massenphänomen handelt und weil kriegerische Verhältnisse herrschen oder ein Zeitabschnitt kurz nach offiziellem Ende des Krieges, haben die meisten Täter keine Konsequenzen im Sinne einer Strafverfolgung und entsprechenden Strafen zu befürchten.

Warum werden solche begangen?
Die Antwort auf die Frage, warum solche Massenvergewaltigungen stattfinden, ist etwas komplexer. Sicher steht der Geschlechtstrieb des Mannes nicht an erster Stelle, zumindest ist er sekundär. Wichtig ist eine veränderte Werteskala während eines Krieges, welche z.B. das Töten fordert und befiehlt, welches in Friedenszeiten strengstens geahndet wird. Die Vergewaltigung einer Frau ist zwar grundsätzlich in Kriegszeiten ebenso verboten wie in Friedenszeiten, doch ist die Wahrscheinlichkeit, dieses Delikt ausführen zu können, ohne dafür bestraft zu werden, besonders groß. Wie bereits erwähnt braucht es für solche Verbrechen ein enormes Ausmaß an Feindseligkeit, Hass, Gewalt und ein extremes Verlangen nach Ausübung von Macht und Unterjochung. Zu erwähnen ist in diesem Zusammenhang auch ein sogenannter Gruppendruck, der aufgebaut

wird und der zu einer völlig anderen Situation führt als bei einer Vergewaltigung in Friedenszeiten, wo es sich zumeist um ein Verbrechen zwischen einem einzelnen Mann und einer einzelnen Frau handelt, bei welchem in der Regel auch keine Zeugen zugegen sind. In Kriegszeiten sind die Zeugen meist auch Täter, während ein allfälliger Zeuge in Friedenszeiten den Täter ans Messer liefern kann.

Wie können solche Verbrechen verhindert werden?

Diese Frage dürfte am schwierigsten zu beantworten sein. Bei allen Diskussionen um Kriegsverbrechen geht meines Erachtens oft die wichtigste Erkenntnis beinahe verloren, dass der Krieg selbst das größte Verbrechen darstellt. Die einfachste Antwort lautet also: Dadurch, dass Kriege verhindert werden bzw. gar nicht stattfinden. Natürlich ist diese Antwort zu einfach und lapidar, dennoch trifft sie den Kern und das Wesen der gesamten Problematik. Es hat sich immer wieder gezeigt, dass Verbote und Gesetze schon unter zivilen Bedingungen missachtet werden, geschweige denn in Kriegszeiten. Man denke etwa an die Genfer Konvention, wonach Spitäler und Lazarette in einem Krieg nicht angegriffen und bombardiert werden dürfen. Trotzdem geschieht es immer wieder, dass sich bei kriegerischen Auseinandersetzungen die feindlichen Parteien nicht daran gehalten haben. Damit möchte ich sicher nichts einwenden gegen Regeln und Gesetze, die auch im Krieg respektiert werden sollen, doch zeigt die Erfahrung leider immer wieder, dass viele sich wohl deshalb nicht daran halten, weil ein Krieg das Böse schlechthin verkörpert, symbolisiert und zum Ausdruck bringt. Damit möchte ich sicher nicht einer defätistischen Haltung das Wort reden, sondern lediglich dartun, dass Wunschdenken im Krieg keinen Platz hat. Dasselbe gilt übrigens auch für die Ausbildung von Kindersoldaten, eine besonders perverse Seite des Krieges, die schwerwiegendste Konsequenzen für die Kinder hat, sofern sie überhaupt am Leben bleiben. Dasselbe gilt selbstverständlich auch für sexuelle Übergriffe und Misshandlungen von Kindern. Auch hier bieten Kriegszeiten „bessere“ Bedingungen bzw. eine größere Wahrscheinlichkeit, für solche Verbrechen nicht zur Verantwortung gezogen zu werden. Im Interview mit Ben Ferencz, dem Chefankläger bei den Nürnberger Prozessen, wurde der inzwischen 100-Jährige Folgendes gefragt: „Wenn normale menschliche Wesen solche Untaten begehen können, ist das erst recht ein Grund, an der Menschheit zu verzweifeln?“ Seine Antwort lautete: „Genau deshalb müssen wir alles daran setzen, die Voraussetzung für solche Verbrechen nie wieder entstehen zu lassen. Und diese Voraussetzung heisst Krieg“ [25].

Natürlich muss gerade auch in Kriegszeiten alles dafür getan werden, dass Verbrechen jeglicher Art an der Zivilbevölkerung vermieden werden. Ob dies durch bessere Schulung, durch bessere Überwachung durch Vorgesetzte, oder andere Maßnahmen bewerkstelligt werden kann, bleibt zu diskutieren und ist eine offene Frage. Sicher aber braucht es bessere Konfliktlösungsstrategien, um Kriege in Zukunft zu verhindern. Die Fakten, die wir aus der Vergangenheit kennen, stimmen nicht unbedingt optimistisch.

Im soeben erschienen Buch "Ich bin keine Heldin" betont Carla del Ponte die Wichtigkeit, dass die obersten Drahtzieher, die für die Verbrechen an der Zivilbevölkerung verantwortlich sind, vor Gericht gestellt werden. Sie war jahrelang Chefanklägerin des Internationalen Strafgerichtshofes in Den Haag und fordert die Durchsetzung des Völkerrechts. Oft fehlt dafür aber der politische Wille. Zu ihren grössten Erfolgen gehört die Verhaftung von Slobodan Milosevic (Jugoslawien-Tribunal)[56].

Sogenannte Antikriegsbücher hat es schon vor über einhundert Jahren im deutschen Sprachbereich gegeben. Obschon es sich teilweise um Bestseller mit enormen Auflagen und Verkaufszahlen handelt, unterblieben leider die Erfolge punkto Verhinderung von Kriegen. Als wohl ältestes und bekanntestes Buch sei das von Bertha von Suttner erwähnt: „Die Waffen nieder", das 1889 publiziert wurde. Sie erhielt 1905 für ihr Werk als erste Frau den Friedensnobelpreis [188].

In der Zwischenkriegszeit fand das Werk von E. M. Remarque „Im Westen nichts Neues" [155] große Verbreitung. Leider hat es den Zweiten Weltkrieg nicht verhindern können.

Möge dem neuen „Antikriegsbuch", das von der Literatur Nobelpreisträgerin Swetlana Alexijewitsch verfasst wurde, im Atomzeitalter mehr Erfolg beschieden sein: „Die letzten Zeugen. Kinder im Zweiten Weltkrieg" [3].

18 Das Auto – nicht nur ein Fortbewegungsmittel!

Das Automobil ist nicht nur ein Fortbewegungsmittel, um von A nach B zu gelangen. Es steht auch für Autonomie, Lebensfreude, Ferienreisen und Dynamik ganz allgemein. Es kann aber auch andere Bedürfnisse befriedigen. Es ist ein Neutrum, das seine spezifische Bedeutung durch Marken erlangt: Zudem gibt es Limousinen, Coupés, Cabriolets, Sportswagen und SUVs (sports utility vehicles). Auch die zu erreichenden Höchstgeschwindigkeiten sind unterschiedlich, obschon die offiziell vorgeschriebene in den Ländern Europas (mit Ausnahme Deutschlands) eine ähnlich beschränkte ist. Es liegt somit nahe, dass das Auto auch Statussymbol sein kann: Als Extrembeispiele seien etwa der klassische Rolls-Royce mit Chauffeur oder – etwas rassiger – der Fahrer eines Ferrari genannt. Letzterer ist im Allgemeinen dynamischer und wird auch aggressiver gefahren als ein Chauffeur den gediegenen Rolls-Royce handhabt. Ein aggressiver „sportlicher" Fahrer möchte auch bemerkt, wahrgenommen, um nicht zu sagen bewundert werden. Eine knallrote Farbe trägt z.B. dazu bei sowie auch der Geräuschpegel, der Lärm, den ein Ferrari verursacht (im Gegensatz zum ruhig dahingleitenden Rolls-Royce). Ein Ferrari mit leisem Motor hätte wohl weniger Chance verkauft zu werden. Ein früheres Modell von Ferrari hieß „Testarossa": Ist es Zufall, dass es ähnlich klingt wie Testosteron?

Wir können also davon ausgehen, dass viele Automobilisten manche ihrer Probleme mit Hilfe ihres Fahrzeugs bzw. durch ihr Fahrverhalten ausagieren und abreagieren. Oder wie es Bastian [21], ein Kenner der Materie, etwas vornehm formuliert hat, der „auto-mobile Alltagskrieg" wird von Menschen geführt, die „für ihre pathologischen Verhaltensweisen ein allgemein akzeptiertes Bleiberecht finden … bzw. dort soziofunktional unterbringen". Nebenbei sei bemerkt, dass die Geschichte des Automobils auch eine Geschichte der Faszination der Geschwindigkeit ist. Die Geschichte des Autorennsports, die ganze Bücher füllt, sei hier nur nebenbei erwähnt.

Folgende drei Beispiele betreffen eigene Patienten. Ein ca. 60-jähriger Busfahrer pflegt sein Privatauto liebevoll: Jeder noch so kleine Kratzer wird sofort ausgebessert und sein Wagen muss sowohl innen wie auch außen makellos aussehen. Dies hat zur Folge, dass er in seiner Freizeit einen großen Aufwand betreibt, um seinen Wagen auf Hochglanz poliert aussehen zu lassen. Eine weitere

Konsequenz ist die, dass er seine Frau nicht ans Steuer lässt, dass diese allerhöchstens – welch besondere Gunst! – zusammen mit ihm als Beifahrerin mitfahren darf! (Nach dem falschen Motto: man weiß ja, dass Frauen nicht so gut fahren können wie Männer!)

Ein 50-jähriger Mann berichtete mir, dass er auf einer Autoreise mit seiner ihn begleitenden Frau in Streit geriet und er sie im Zorn aufforderte, den Wagen zu verlassen und per Eisenbahn nach Hause zu reisen. Er fuhr sie zum nächstgelegenen Bahnhof und beide stiegen aus. Die verbalen Auseinandersetzungen wurden fortgeführt, doch beharrte die Gattin auf ihrer Forderung, zusammen mit ihrem Mann im Auto nach Hause zu fahren. Gegen den Willen des Mannes bestieg sie das Fahrzeug und in der Folge „bestrafte" er seine Frau damit, dass er überdurchschnittlich schnell und waghalsig fuhr, sodass sie ihn immer wieder mit Angst und Schrecken gebeten hatte, langsamer zu fahren.

Ein 46-jähriger Intellektueller, der latent suizidal war, erwähnte, dass er in seinem Sportwagen gerne mit Höchstgeschwindigkeit fahre. Er habe in seinem depressiven Zustand schon waghalsige Überholmanöver durchgeführt. Durch seine angespannte Konzentration auf den Straßenverkehr könne er seine Sorgen eine Zeit lang vergessen. Auf Deutschlands Autobahnen fahre er bis zu 250 km pro Stunde. Die anderen Verkehrsteilnehmer hinter sich zu lassen vermittle ihm ein Gefühl von Freiheit, von Genugtuung, einem Gefühl, das einem Rauschzustand nahekomme [86].

Diese drei Beispiele – es handelt sich wohl nicht zufällig um Männer – mögen dartun, dass das Auto nicht nur ein Fortbewegungsmittel ist, dass es auch zu anderen Zwecken „gebraucht" werden kann, sei es als unantastbares Heiligtum, als Mittel zur Verärgerung und Strafe oder als eine Art Rausch um Größenphantasien auszuleben, in dem andere Verkehrsteilnehmer „hinter sich" gelassen, überholt und dadurch zu „Verlierern" werden.

Was hat dies alles mit der Sexualität zu tun? Auf den ersten Blick wenig, wenn man vom unterschiedlichen Fahrverhalten Mann/Frau absieht. Wenn man aber etwas tiefer gräbt, kommen sehr wohl Aspekte zum Vorschein, welche in diese Richtung deuten. Ich meine damit nicht nur den Bezug auf psychologische Lexika, welche gewissen Symbolen, die etwa auch im Traum auftreten können, eine Bedeutung zumessen, die lange nicht immer stimmen muss. Als klassisches Beispiel sei die Kirchturmspitze erwähnt, die ein Phallus-Symbol darstellen soll oder ein vasenähnliches Gefäß, welches für den weiblichen Schoss steht. Somit kann auch das Automobil mit seiner länglichen Form als Phallus-Symbol interpretiert werden. Das Auto wird im Handbuch der Traumsymbole [186] als

„Transportmittel, Statussymbol, motorische Energie, die auch sexuelle Symbolik besitzen kann“ bezeichnet. Gemäß diesem Nachschlagwerk wird z.B. der Sportwagen direkt mit Potenz in Verbindung gebracht. Auch In der Beek [104, S. 20] spricht vom „Lustgefühl beim Autofahren, dem Imponiergehabe des alternden Playboys im röhrenden Porsche, der seine Impotenz durch Geschwindigkeit kompensiert“.

Wir erinnern auch an das Imponiergehabe, das häufig bei jüngeren Männern anzutreffen ist. Sie haben sich ein neues Auto erstanden (ob bezahlt oder nicht spielt keine Rolle), fahren damit herum und möchten damit auch ihre Freundin, die auf dem Beifahrersitz Platz nehmen durfte, erfreuen und sie beeindrucken. Es ist nicht zufällig, dass Männer oft ein anderes Fahrverhalten zeigen, wenn sie ihren Wagen allein fahren, als wenn sie in entsprechender Begleitung sind und Eindruck schinden wollen. Dies wird nicht selten mit einer zu schnellen und aggressiven Fahrweise zum Ausdruck gebracht. Dementsprechend werden die meisten schweren Verkehrsunfälle von jungen Männern verursacht. Der Soziologieprofessor Hollstein schreibt dazu: „Risikoreiches Verhalten gehört oft substantiell zur männlichen Rolle; das gilt zum Beispiel für überhöhte Geschwindigkeiten beim Autofahren. Mutproben auf allen Ebenen“ [100, S. 70].

In einer größeren Untersuchung einer Versicherung in der Schweiz wurden 250.000 Unfälle aus den Jahren 2012 bis 2016 ausgewertet. Das Resultat war eindeutig: Je teurer und luxuriöser ein Auto ist, desto häufiger trifft die Fahrer die Schuld an den Unfällen. Die Unfallhäufigkeit der großen und teuren Karossen (resp. deren Fahrer) ist gegenüber den anderen Autos um 25% erhöht. Auch wurde festgestellt, dass junge Männer die meisten Unfälle verursachen [19][12]. Der Psychotherapeut Marius Köppel sagt dazu Folgendes:

„Aggressives Fahren kann dem Gefühl entspringen, im Leben zu kurz gekommen zu sein und aufholen zu müssen. Zudem gibt es nicht wenige Fahrer, die mit geleasten Fahrzeugen unterwegs sind und reich scheinen möchten. Sie denken wohl, es gehöre dazu, Regeln zu brechen. Wirklich Gutbetuchte fahren dagegen oft sorgsam“ [19].

Vor einigen Jahren wurde eine interessante psychologische Untersuchung durchgeführt an 83 jungen Schweizern, welche in 3 Gruppen eingeteilt wurden: Die erste Gruppe bekam während der Autofahrt männliche Begriffe zu hören (z.B. Bart, Muskeln), die zweite Gruppe weibliche (z.B. Absätze, Lippenstift) und die dritte Gruppe neutrale Begriffe (Straße, Haus). Die erste Gruppe, die während der Fahrt männliche Begriffe zu hören bekam, fuhr schneller als jene, die weibliche oder neutrale Wörter zu hören bekamen. Die Versuchspersonen wussten anfänglich nicht was genau untersucht wurde, da man ihnen lediglich von einem „Multitasking-Experiment“ gesprochen hatte. Die Testpersonen hatten angegeben, dass sie sich nicht mehr an die gehörten Begriffe und Wörter zu erinnern vermögen, d.h. die gehörten Begriffe haben das Unbewusste so beeinflusst, dass eine Änderung der Fahrpraxis resultierte. Die Versuchsleiterin kommt zum Schluss, dass die Vorstellung von „Männlichkeit“ verändert werden müsse. Sie zieht eine Parallele zum Zigaretten rauchen und den Marlboro-Cowboys, die einer Assoziation entspreche, die heute nicht mehr stimme, da es mehr als früher „in“ ist, nicht mehr zu rauchen. Die männliche Identität müsse also verändert werden, eine Forderung, die zwar vernünftig, aber nicht von heute auf morgen zu bewerkstelligen ist [161].

Typischerweise geht es immer um den Mann, für den sein Auto in der Regel auch eine viel größere Bedeutung hat als für die Frau. Dies ist allein schon daraus ersichtlich, als Männer, welche wegen fortgeschrittenen Alters, wegen einer bestimmten Erkrankung oder als Strafe ihren Fahrzeugausweis abgeben müssen, in der Regel viel größere Probleme haben als Frauen. Warum das so ist, hat u.a. mit strukturellen anatomischen Gegebenheiten im Gehirn einerseits und mit hormonellen Verschiedenheiten zu tun. Die Geschlechter gleichen sich in sehr vielen Variablen und manche der Unterschiede sind auf Lernen, Imitation von bestimmten Rollen zurückzuführen. Allerdings – so schreibt Gizewski, auf Hirnstrukturen Bezug nehmend: „Lediglich die erotische Verarbeitung und die Attraktion von physischer Gewalt … zeigen offenbar tatsächliche Gender-Unterschiede.“ [77].

Als ich in den 90er Jahren zum ersten Mal den Automobilsalon in Genf besucht habe, war folgende Szene, die mehrmals beobachtet werden konnte, auffällig: Als die Besucher morgens in die Ausstellung hereingelassen wurden, waren manche der größeren und eleganteren Karossen „bedeckt“, d.h., sie waren mit einer Art Plache überzogen, die zuerst entfernt werden musste. Das Entfernen dieser Plache ist eine mechanische Kleinigkeit, die von jedem Geübten in wenigen Sekunden zu bewerkstelligen wäre. Am Automobilsalon wurde es aber zu einem in die Länge gezogenen Ritual, welches von jungen, leicht bekleideten Damen möglichst behutsam, fast liebevoll unter dem Blick vieler Augen vollführt wurde. Das Auto war nicht einfach mit einer Plache bedeckt, sondern es war züchtig verhüllt. Für dieses Prozedere ist mir kein anderes Wort als „Autostriptease“ eingefallen. Dies bedeutet immerhin, dass hoch offiziell das Auto mit jungen, ansprechenden Frauen, mit Sexualität in Verbindung gebracht wird. (Dasselbe Prinzip ist uns auch aus anderen Branchen der Werbung längst bekannt.)

Im Hypothalamus der Männer ist das Volumen für den Sexualtrieb 2,5mal grösser als bei Frauen [38, S. 14]. Die Gehirnzentren für Muskeltätigkeit und Aggression sind bei Männern ebenfalls grösser. Zudem ist zu erwähnen, dass der Aufbau des Gehirns auch im Erwachsenenalter noch veränderbar ist und sich während des gesamten Lebens entwickelt. Das Gehirn ist also plastisch und wandelbar, eine Erkenntnis, die noch nicht so alt ist. In der Pubertät des jungen Mannes werden Milliarden von Neuronen und Verknüpfungen im Gehirn „zum Leben erweckt", indem der Testosteronspiegel um ein Vielfaches ansteigt. Dieses Testosteron führt zum Wachstum im Hypothalamus und fördert das sexuelle Verlangen [38, S. 16 u. 54]. Aggressives Verhalten und Risikobereitschaft sind am größten bei jungen Männern. So ist z.B. erwiesen, dass diese im Beisein von etwa Gleichaltrigen mehr Autounfälle verursachen als Frauen oder als ältere Männer. Junge Fahrer gehen wesentlich größere Risiken ein. Bei manchen Autovermietungen wird für Fahrer ein Mindestalter von 25 Jahren vorausgesetzt [38, S. 70/71].

Sigusch [165], einer der international bekanntesten Forscher auf dem Gebiet der Sexualmedizin, schreibt im Zusammenhang mit „Objektophilen", dass sich Menschen „in tote Gegenstände wie eine Fähre, eine Maschine oder ein Auto verlieben … Wer auf einer Frankfurter Automesse miterlebt hat, wie sich junge Männer mit allen physischen Zeichen sexueller Exzitation – Sex Flush, Glanzauge, Tremor usw. – in den neuesten Porsche 999 fallen lassen, zweifelt nicht an dieser Annahme" [165, S. 107/108].

Sigusch [166] definiert die Objektophilie als eine „Vorliebe von Menschen, die überzeugend ihre sexuelle Erregung durch und ihre Liebe zu Gegenständen beschwören, von denen in unserer Kultur die sog. Normalen sagen, sie hätten keine Seele, sie seien tot: Eine Geige, eine Dampflokomotive … ein Auto … Die Bezeichnung Objektsexuelle oder Objektophile, unter der sie heute firmieren, geht auf die Schwedin Eija – Riitta Eklöf zurück, die von ‚objectum sexuality' gesprochen und 1979 die Berliner Mauer mit Hilfe eines Animisten geheiratet hat und sich seither Eklöf – Berlinmuren nannte" [166, S. 307] (!)

Der Begriff Objektophilie ist eng verwandt mit dem des sexuellen Fetischismus. Der Unterschied besteht jedoch darin, dass unter Fetischismus in aller Regel Dinge, Objekte gemeint sind, die direkt einem Menschen zugehören wie etwa Kleidungsstücke, z.B. Schuhe, Unterwäsche oder Körperergüsse. Es ist also etwas ganz anderes als bei einem Hochhaus oder einem Auto, das in keinem direkten Zusammenhang steht mit einem anderen Menschen. In einem weiteren Sinne freilich kann auch das Auto zum Fetisch werden: „Es ist ein Prestige- und Kultobjekt, oftmals der ganze Stolz seines Besitzers, in das er all seine Zeit und viel Geld investiert. Für den einen oder anderen wird das Auto gar zu einem Fetisch, über den er sich selbst in Szene setzt. Dieser Fetisch Auto soll Kraft, Potenz und den eigenen Rang in der Gesellschaft repräsentieren und aufwerten". Mit anderen Worten bedeutet Objektophilie „eine starke affektive Bindung bis hin zum Liebesgefühl an leblose Dinge, die dadurch verlebendigt und auch sexuell begehrt werden" [166, S. 312 und 314].

Brickenstein [37] berichtet in einer Fachzeitschrift von einem Buchhändler, der sich in Bücher verliebte. „Für ihn waren die Bücher angesichts fehlender Liebesobjekte in der Kindheit ein Ersatzmittel, die sein Bedürfnis nach emotionaler Wärme und Geborgenheit befriedigten. Die Bücher waren zeitweise für ihn auch Lustobjekte mit erotischer Ausstrahlung ... So streichelte er manchmal seine Lieblingsbücher und war begeistert über ihr Aussehen oder ihrem Geruch. So ein Buch konnte auch eine sexuelle Erregung bei ihm hervorrufen".

Wenn das Auto unter dem Begriff Objektophilie eingeordnet werden kann, gilt dies z.B. auch für Schusswaffen. Der Waffenbesitz hat in den USA z.B. auch die Bedeutung eines Statussymbols, das allerdings unter der Flagge „Recht auf Selbstverteidigung" segelt [91]. De Torrenté [54] schreibt dazu, indem er auf alte waffenfreundliche Zeiten in der Schweiz Bezug nimmt: „Zwar wird der empörte Aufschrei der Ewiggestrigen nicht ausbleiben, die dem hehren Bild des freien Schweizermannes nachtrauern, der auf seinem Velo mit umgehängtem Sturmgewehr zum Schiessstand im idyllischen Bergtal pedalt". Heute müsste man sagen, dass der Schweizer nicht mehr auf seinem Velo, sondern mit dem Auto ins idyllische Bergtal rast, und wir können es Psychoanalytikern nicht übelnehmen, wenn sie in diesem Zusammenhang in einem doppelten Sinn von Phallussymbol und Imponiergehabe reden. In der Tat wird ja beiden, Autos und Schusswaffen, der Status eines Phallussymbols zugeschrieben. Man denke auch daran, dass beide gelegentlich als Aggressionsobjekte missbraucht werden, besonders von Männern. Zudem stellen beide Symbole eine „heilige Kuh" für viele dar. Dieser Sachverhalt wird spätestens dann deutlich, wenn es darum geht, sie dem Mann wegzunehmen. Deswegen wurde 2011 bei einer Volksabstimmung auch die sog. „Waffeninitiative", die zuungunsten der Waffenfans gewesen wäre, in der Schweiz vom Volk abgelehnt!

In einem kürzlich in einer Fachzeitschrift publizierten Artikel zum Thema „Leidet ihr Patient unter Sexsucht?" waren verschiedene „Komorbiditäten der Sexsucht aufgelistet, u.a. auch „rücksichtloses Autofahren"! [132].

Vor kurzem stieß ich auf ein tragisches Gedicht über die deutsche Autobahn [82]. Auffallend ist der Umstand, dass sogar in diesen traurigen Versen die

Sexualität angesprochen wird: der „Minipimmel“, die Impotenz als Symbol des Versagens, des verbrecherischen Verhaltens.

Die deutsche Autobahn

Würden Raser ihre Spiele
Nur mit ihresgleichen machen
Und nicht jedes Jahr auch viele
Andere zu Leichen machen,

Würde niemand etwas sagen,
Wenn sie da mit Minipimmel
Und gestreckten Maxiwagen
Fliegen Richtung Raserhimmel –

Aber die das Leben ächten,
Können allen tödlich sein:
Weil sie gerne sterben möchten,
Aber gerne nicht allein.

Thomas Gsella

„Gsella schrieb das Gedicht einige Monate nach dem Tod seiner Schwester Lucia und ihrer Tochter Sofia. Sie waren von einem mit rund 200 km/h heranrasenden Wagen von der Autobahn gestoßen worden und starben, als sich ihr Auto mehrfach überschlug“.

19 Die Beschneidung – nur etwas Altbekanntes?

Die Beschneidung im Judentum geht auf das Alte Testament zurück, wonach bei männlichen Säuglingen am 8. Tag eine Circumcision vorgenommen wird. Gemäss heutigen Erkenntnissen ist der 8. Tag der günstigste Zeitpunkt, weil die Blutungsgefahr am geringsten ist und auch das Schmerzempfinden weniger ausgeprägt sein soll als später. Diese seit Jahrtausenden gepflegte Tradition ist vor einigen Jahren in Frage gestellt worden, als 2012 das Kölner Landgericht die Beschneidung als Körperverletzung verurteilt hatte. Allerdings handelte es sich dabei um die religiöse Beschneidung eines 4-jährigen muslimischen Knaben. Ohne näher auf diesen Fall einzugehen stellt sich grundsätzlich die Frage, warum eine Jahrtausende alte festverwurzelte Tradition, die von einer religiösen Minderheit praktiziert wird, in neuester Zeit überhaupt in Frage gestellt wird.

Wenn wir einmal von möglichen antisemitischen und antimuslimischen Tendenzen absehen, so ist am ehesten der gesellschaftliche Wandel anzuführen. Während bis weit ins 20. Jahrhundert hinein die traditionelle Familie als Ganzes im Vordergrund stand, ist in den letzten Jahrzehnten das Persönliche, die Individualität immer mehr in den Vordergrund gerückt und hat mehr Gewicht erhalten. Die Freiheit des Individuums – so die allgemeine Vorstellung – wird oft über die Freiheit von religiösen Gemeinschaften und Minderheiten gestellt. Die Selbstbestimmung des Menschen, auch des Kindes, hat in den letzten Jahrzehnten immer größere Bedeutung erlangt und wohl – im Gegensatz zu früheren Jahrhunderten – ein zu großes Gewicht erlangt. Als Extrembeispiel sei eine Hochschulabsolventin, Mutter eines dreijährigen Kindes erwähnt, welche im Winter mit ihrem Nachwuchs auf dem Velo in einer Großstadt herumfuhr. Das Kleinkind war nackt. Als die Mutter zur Rede gestellt wurde, äußerte sie als Begründung, ihr Kind habe es so gewollt und habe sich geweigert, sich ankleiden zu lassen! Natürlich ist dies ein Einzelfall, der allerdings typisch ist für unsere Zeit und für die gesellschaftliche Veränderung. Er steht für etwas, das vor fünfzig oder einhundert Jahren wohl kaum hätte passieren können.

Grundsätzlich sollte jeder Mensch frei sein, seine Religion zu wählen und sein Recht auf Selbstbestimmung wahrnehmen können. Allerdings gilt dieser Grundsatz erst ab einem gewissen Alter. Der Individualismus sollte nie so weit getrieben werden, dass eine bestimmte religiöse Erziehung vom Staat oder einem Gericht in Frage gestellt wird, es sei denn, es handle sich um eine extrem fanatische, kriminelle Erziehung, die dem Kind eindeutig Schaden zufügt. Letzteres kann sicher nicht von der Beschneidung, wie sie z.B. im Judentum üblich ist, behauptet werden. Abgesehen davon existieren auch medizinische Gründe, die durchaus für eine Circumcision sprechen können.

In den vergangenen Jahren hat sich in weiten Kreisen die Meinung durchgesetzt, dass ein Kind ohne bestimmte institutionelle Religion aufwachsen sollte, um dann als Pubertierender oder Erwachsener seine Religion „frei" wählen zu können. Bei dieser Einstellung wird übersehen, dass jede religiöse Erziehung eine prägende Wirkung hat, die das ganze spätere Leben der Kinder beeinflusst – positiv oder negativ, oder beides. Dieser Einfluss wirkt sich aber auch bei einer nichtreligiösen oder antireligiösen Erziehung aus. Mit anderen Worten: ein ohne Religion erzogenes Kind wählt später zumeist gar keine Religion mehr aus, es bleibt oft areligiös. Eine Beeinflussung der Eltern ist also – so oder so – immer gegeben.

Zur Kultur- und Religionsgeschichte der jüdischen Beschneidung könnten Bücher gefüllt werden. Hier geht es aber um etwas anderes: Ich möchte im folgenden zwei wenig bekannte Geschichten aus dem Alten Testament zitieren, die zeigen, dass die Circumcision vor mehreren tausend Jahren nicht nur als individuelles Geschehen und als Zeichen der Zugehörigkeit zu Gottes Volk, zu Israel, gesehen wurde, sondern dass sie auch politisch genutzt werden konnte und entsprechende Bedeutung im Sinne eines kollektiven Geschehens erlangt hatte.

Die erste Geschichte stammt aus dem 1. Buch Mose (Genesis 34 nach Martin Luthers Bibelübersetzung, revidierter Text 1975):

> „Dina aber, Leas Tochter, die sie Jakob geboren hatte, ging aus, die Töchter des Landes zu sehen. Als Sichem sie sah, der Sohn des Hewiters Hemor, der des Landes Herr war, nahm er sie, legte sich zu ihr und tat ihr Gewalt an. Und sein Herz hing an ihr, und er hatte das Mädchen lieb und redete freundlich mit ihr. Und Sichem sprach zu seinem Vater Hemor: Nimm mir das Mädchen zur Frau.
>
> Und Jakob erfuhr, dass seine Tochter Dina geschändet war; und seine Söhne waren mit dem Vieh auf dem Felde, und Jakob schwieg, bis sie kamen. Da ging Hemor, Sichems Vater, hinaus zu Jakob, um mit ihm zu reden. Indessen kamen die Söhne Jakobs vom Felde. Und als sie es hörten, verdross es die Männer, und sie wurden sehr zornig, dass er eine

Schandtat an Israel begangen und bei Jakobs Tochter gelegen hatte. Denn solches durfte nicht geschehen.

Da redete Hemor mit ihnen und sprach: Das Herz meines Sohnes Sichem sehnt sich nach eurer Tochter; gebt sie ihm doch zur Frau. Verschwägert euch mit uns; gebt uns eure Töchter und nehmt ihr unsere Töchter und wohnt bei uns. Das Land soll euch offen sein; bleibt und treibt Handel und werdet ansässig. Und Sichem sprach zu ihrem Vater und zu ihren Brüdern: Lasst mich Gnade bei euch finden; was ihr mir sagt, das will ich geben. Fordert nur getrost von mir Brautpreis und Geschenk, ich will's geben, wie ihr's verlangt; gebt mir nur das Mädchen zur Frau.

Da antworteten Jakobs Söhne dem Sichem und seinem Vater Hemor hinterhältig, weil ihre Schwester Dina geschändet war, und sprachen zu ihnen: Wir können das nicht tun, dass wir unsere Schwester einem unbeschnittenen Mann geben; denn das wäre uns eine Schande. Doch dann wollen wir euch zu Willen sein, wenn ihr uns gleich werdet und alles, was männlich unter euch ist, beschnitten wird. Dann wollen wir unsere Töchter euch geben und eure Töchter uns nehmen und bei euch wohnen und ein Volk sein. Wenn ihr aber nicht einwilligen wollt, euch zu beschneiden, so wollen wir unsere Schwester nehmen und davonziehen. Die Rede gefiel Hemor und seinem Sohn gut. Und der Jüngling zögerte nicht, dies zu tun; denn er hatte großen Gefallen an der Tochter Jakobs. Und er war mehr angesehen als alle in seines Vaters Hause.

Da kamen sie nun, Hemor und sein Sohn Sichem zum Tor ihrer Stadt und redeten mit den Bürgern der Stadt und sprachen: Diese Leute sind friedsam bei uns; lasst sie im Lande wohnen und Handel treiben; das Land ist weit genug für sie. Wir wollen uns ihre Töchter zu Frauen nehmen und ihnen unsere Töchter geben. Aber nur dann wollen sie uns zu Willen sein, dass sie bei uns wohnen und ein Volk mit uns werden, wenn wir alles, was männlich unter uns ist, beschneiden, gleichwie sie beschnitten sind. Ihr Vieh und ihre Güter und alles, was sie haben, wird es nicht unser sein? So wollen wir ihnen nur zu Willen sein, damit sie bei uns wohnen. Und sie gehorchten dem Hemor und Sichem, seinem Sohn, alle, die zum Tor seiner Stadt aus- und eingingen, und beschnitten alles, was männlich war, das zu seiner Stadt aus- und einging.

Aber am dritten Tage, als sie Schmerzen hatten, nahmen die zwei Söhne Jakobs Simeon und Levi, die Brüder der Dina, ein jeder sein Schwert und überfielen die friedliche Stadt und erschlugen alles, was männlich war, und erschlugen auch Hemor und seinen Sohn Sichem mit der Schärfe des Schwerts und nahmen ihre Schwester Dina aus dem Hause Sichems und gingen davon. Da kamen die Söhne Jakobs über die Erschlagenen und plünderten die Stadt, weil man ihre Schwester geschändet hatte, und nahmen ihre Schafe, Rinder, Esel und was in der Stadt und auf dem Felde war und alle ihre Habe; alle Kinder und Frauen führten sie gefangen hinweg und plünderten alles, was in den Häusern war. Aber Jakob sprach zu Simeon und Levi: Ihr habt mich ins Unglück gestürzt und in Verruf gebracht und bei den Bewohnern dieses Landes, den Kanaanitern und Perisitern, und ich habe nur wenige Leute. Wenn sie sich nun gegen mich versammeln, werden sie mich erschlagen. So werde ich vertilgt samt meinem Hause. Sie antworteten aber: Durfte er denn an unserer Schwester wie an einer Hure handeln?“

Die zweite Geschichte stammt aus 1. Samuel 18, 20 ff:

„Aber Michal, Sauls Tochter, hatte David lieb. Als das Saul angesagt wurde, war es ihm recht. Und Saul sagte sich: Ich will sie ihm geben, damit sie ihm zum Fallstrick wird und die Hände der Philister gegen ihn sind. Und Saul sprach zu David: Heute in zwei Jahren kannst du mein Schwiegersohn werden. Und Saul gebot seinen Großen: Redet mit David heimlich und sprecht: Siehe, der König hat Gefallen an dir, und alle seine Großen lieben dich; so werde nun des Königs Schwiegersohn. Und die Großen Sauls sagten diese Worte vor den Ohren Davids. David aber sprach: Dünkt euch das ein Geringes, des Königs Schwiegersohn zu werden? Ich bin nur ein armer, geringer Mann. Und die Großen Sauls sagten es ihm weiter und sprachen: Diese Worte hat David gesagt. Saul sprach: So sagt zu David: Der König begehrt keinen anderen Brautpreis als hundert Vorhäute von Philistern, um an den Feinden des Königs Vergeltung zu üben. Aber Saul trachtete danach, David umzubringen durch die Hände der Philister. Da sagten seine Großen David diese Worte, und es dünkte David gut, des Königs Schwiegersohn zu werden. Und die Zeit war noch nicht um, da machte sich David auf und zog hin mit seinen Männern und erschlug unter den Philistern zweihundert Mann. Und David brachte ihre Vorhäute dem König in voller Zahl, um des Königs

Schwiegersohn zu werden. Da gab ihm Saul seine Tochter Michal zur Frau.

Als aber Saul sah und merkte, dass der Herr mit David war und dass seine Tochter Michal ihn lieb hatte, da fürchtete sich Saul noch mehr vor David und wurde sein Feind sein Leben lang. Und sooft die Fürsten der Philister in den Kampf zogen, richtete David mehr gegen sie aus als alle Großen Sauls, wenn sie auszogen, so dass sein Name hoch gepriesen wurde."

Jakob war mit seiner Familie nicht in Bethel, sondern immer noch auf „feindlichem" Gebiet, d.h. er wohnte unter Ungläubigen. Jakobs Tochter Dina – so vermuten Kommentatoren – muss damals sehr jung gewesen sein, etwa 14- oder 15-jährig. Sie wollte „die Töchter des Landes" sehen. Sie war vermutlich neugierig, sie wollte neues erleben, vielleicht an Festivitäten teilnehmen. Es kann auch sein, dass sie etwas naiv war, indem sie sich ohne Begleitung auf „fremdes Gebiet" wagte, etwas, das damals für jüdische Frauen nicht selbstverständlich war. Ihre Brüder hatten offenbar auch keine Zeit oder keine Lust sie zu begleiten, zumindest weiß man, dass sie mit den Herden auf dem Feld waren. Sie wurde in der Folge von Sichem vergewaltigt, der ein Sohn des Landesherrn war. Allerdings schien er sie zu lieben und wollte sie heiraten. Wir lesen in diesem Kapitel aber dreimal, dass Dina geschändet wurde (andere Übersetzungen gebrauchen das Wort „entehrt"). Offensichtlich unterschieden sich die Moralvorstellungen der Israeliten erheblich von denen der heidnischen Hewitern. Das Verhalten Sichems schien nicht außergewöhnlich gewesen zu sein. Jakob verhielt sich zunächst abwartend und vorsichtig. Er befand sich in einer Art Zwickmühle: Hätte er das Ansinnen der Hewiter radikal abgelehnt, hätte er den Unwillen dieses Volkes auf sich gezogen, wenn er aber ja gesagt hätte, hätte er sich gegen die Prinzipien Israels gestellt, nach denen die Jungfrauen keine Männer aus anderen Völkern heiraten durften. Der Vorschlag der Hewiter hätte also abgelehnt werden müssen, doch wäre dies nicht ohne Gefahr geschehen, da Dina möglicherweise an einem unbekannten Ort festgehalten wurde bis zur Entscheidung Jakobs und seiner Söhne. Die geforderte Beschneidung der Hewiter wurde sofort akzeptiert und umgesetzt. Doch es blieb nicht bei dieser List, es wurde eine grausame Rache an den Hewitern vollzogen, indem sie alle umgebracht und ausgeraubt wurden. Über die Einstellung Dinas erfahren wir nichts: Was sie eigentlich wollte schien in diesem Zusammenhang nicht relevant zu sein. Auf den Einwand Jakobs, der mit diesem Racheakt nicht einverstanden war, antworteten Simeon und Levy lediglich „durfte er denn an unserer Schwester wie an einer

Hure handeln?" Dieser Satz schliesst die Geschichte ab, im Übrigen wird hier im Alten Testament zum ersten Mal das Wort Hure gebraucht.

Jakob hat übrigens seinen Söhnen Simeon und Levi diesen Racheakt übelgenommen, denn im 1. Mose 49, 5–7, kurz vor Jakobs Tod, ist zu lesen, dass er mit seinen Söhnen sprach: „Die Brüder Simeon und Levi, ihre Schwerter sind mörderische Waffen. Meine Seele komme nicht in ihren Rat, und mein Herz sei nicht in ihrer Versammlung; denn in ihrem Zorn haben sie Männer gemordet, und in ihrem Mutwillen haben sie Stiere gelähmt. Verflucht sei ihr Zorn, dass er so heftig ist, und ihr Grimm, dass er so grausam ist."

In unserer zweiten Geschichte geht es um die Beziehung zwischen Saul und David. David war der „Gesalbte des Herrn" und sollte sein Nachfolger werden. Saul war jedoch – nach der berühmten Geschichte von David und Goliath – eifersüchtig auf David. Diese Eifersucht wurde schließlich zum Hass und Saul beschloss, David umbringen zu lassen. Je mehr Saul David in kriegerische Auseinandersetzungen mit feindlichen Völkern involvierte, desto mehr feierte David Siege und Triumphe, die ihn in Israel immer beliebter werden ließen. Saul hatte schon früher versprochen, dass derjenige, der Goliath umbringen würde, eine seiner Töchter zur Frau bekomme. Dieses Versprechen war aber bis zu dieser Geschichte noch nicht eingelöst worden. Die erste Tochter Sauls, Merab, wurde mit einem anderen verheiratet, die jüngere Tochter Michal war in David verliebt. Diese Liebe war gegenseitig, aber Saul beabsichtigte, dass David im Krieg ums Leben kommen sollte. Da David den üblichen Brautpreis nicht bezahlen konnte, da er einer armen Familie entstammte, verlangte Saul von David, dass er ihm hundert Vorhäute von „unbeschnittenen Philistern" als Siegesbeweis mitbringe. Dieser brachte dem König sogar zweihundert Vorhäute und der Plan Sauls ging wieder nicht auf. Die Forderung Sauls soll einer heidnischen Sitte entsprochen haben, dass eine im Krieg erbeutete Vorhaut als Triumph und Siegesbeweis betrachtet wurde. Bis zu Sauls Suizid sollte er der erbitterte Feind Davids bleiben, d.h. bis zu seinem Suizid plante Saul zu verhindern, dass David sein Nachfolger wurde.

Die Thematik der Beschneidung wurde erneut in den Medien aufgegriffen: In der Sendung „Rundschau" im Schweizer Fernsehen vom 5. April 2017 wurde ein jüdischer Experte zu diesem Thema kritisch befragt. Als Argument gegen die Beschneidung führte der Interviewer eine Stelle aus dem Neuen Testament an (1. Kor. 7, 18 u. 19), wo Paulus schreibt, dass es allein darauf ankomme, Gottes Gebote zu halten und nicht auf die Beschneidung. Allerdings wurde dabei übersehen, dass Paulus zwar als Jude geboren wurde, dass er sich später aber zum Christentum bekehrt hat!

Die Beschneidung ist in der jüdischen Religion tief verankert. Auch Juden, die sich nicht an die Religion gebunden fühlen, lassen ihre Kinder beschneiden. Die Begründung für die Beschneidung liegt tausende Jahre zurück und basiert auf dem Alten Testament. Laut diesem war Abraham der erste Mann, der beschnitten wurde [1. Mose 17, 24]. Sie hat nicht nur Bedeutung als Abgrenzung zu anderen Religionen, sondern ist ein Zeichen des Bundes mit Gott. Heute führen professionelle Beschneider (Mohalim) die Zeremonie durch. Religiös gebundene Juden lassen die Beschneidung in der Synagoge von einem Beschneider durchführen, meist im Beisein eines Kinderarztes. Säkulare Juden lassen ihre Knaben im Spital beschneiden von einem Chirurgen, allerdings im Beisein eines Rabbiners. Die Beschneidung wird ohne Anästhesie durchgeführt. Erst bei Knaben, die – ausnahmsweise – älter als drei Monate alt sind, kommt eine Lokalanästhesie zur Anwendung. Der jüdische Beschneider führt seine Arbeit auch bei Moslems aus.

20 Rapunzel – psychologisch betrachtet

Es war einmal ein Mann und eine Frau, die hatten sich schon lange ein Kind gewünscht und nie eins bekommen, endlich aber ward die Frau guter Hoffnung. Diese Leute hatten in ihrem Hinterhaus ein kleines Fenster, daraus konnten sie in den Garten einer Fee sehen, der voll von Blumen und Kräutern stand, allerlei Art, keiner aber durfte es wagen, in den Garten hineinzugehen. Eines Tages stand die Frau an diesem Fenster und sah hinab, da erblickte sie wunderschöne Rapunzeln auf einem Beet und wurde so lüstern darnach, und wusste doch, dass sie keine davon bekommen konnte, dass sie ganz abfiel und elend wurde. Ihr Mann erschrak endlich und fragte nach der Ursache; „Ach … wenn ich keine von den Rapunzeln aus dem Garten hinter unserm Haus zu essen kriege, so muss ich sterben." Der Mann, welcher sie gar lieb hatte, dachte, es mag kosten was es will, so willst du ihr doch welche schaffen, stieg eines Abends über die hohe Mauer und stach in aller Eile eine Hand voll Rapunzeln aus, die er seiner Frau brachte. Die Frau machte sich sogleich Salat daraus, und aß sie in vollem Heißhunger auf. Sie hatten ihr aber so gut, so gut geschmeckt, dass sie den andern Tag noch dreimal so viel Lust bekam. Der Mann sah wohl, dass keine Ruh wäre, also stieg er noch einmal in den Garten, allein er erschrak gewaltig, als die Fee darin stand und ihn heftig schalt, dass er es wage in ihren Garten zu kommen und daraus zu stehlen. Er entschuldigte sich, so gut er konnte, mit der Schwangerschaft seiner Frau, und wie gefährlich es sei, ihr dann etwas abzuschlagen, endlich sprach die Fee: „Ich will mich zufrieden geben und dir selbst gestatten Rapunzeln mitzunehmen, soviel du willst, wofern du mir das Kind geben wirst, womit deine Frau jetzt geht." In der Angst sagte der Mann alles zu, und als die Frau in Wochen kam, erschien die Fee sogleich, nannte das kleine Mädchen **Rapunzel** und nahm es mit sich fort.

Diese Rapunzel wurde das schönste Kind unter der Sonne, wie es aber zwölf Jahre alt war, so schloss es die Fee in einen hohen Thurm, der hatte weder Thür noch Treppe, nur bloß ganz oben war ein kleines Fensterchen. Wenn nun die Fee hinein wollte, so stand sie unten und rief:

„Rapunzel, Rapunzel,
lass mir dein Haar herunter."

Rapunzel hatte aber prächtige Haare, fein wie gesponnen Gold, und wenn die Fee so rief, so band sie sie los, wickelte sie oben um einen Fensterhaken und dann fielen die Haare zwanzig Ellen tief hinunter und die Fee stieg daran hinauf.

Eines Tages kam nun ein junger Königssohn durch den Wald, wo der Thurm stand, sah das schöne Rapunzel oben am Fenster stehen und hörte sie mit so süßer Stimme singen, dass er sich ganz in sie verliebte. Da aber keine Thüre im Thurm war und keine Leiter so hoch reichen konnte, so gerieth er in Verzweiflung, doch ging er alle Tage in den Wald hin, bis er einstmals die Fee kommen sah, die sprach:

„Rapunzel, Rapunzel,
lass dein Haar herunter."

Darauf sah er wohl, auf welcher Leiter man in den Thurm kommen konnte. Er hatte sich aber die Worte wohl gemerkt, die man sprechen musste, und des andern Tages, als es dunkel war, ging er an den Thurm und sprach hinauf:

„Rapunzel, Rapunzel,
lass dein Haar herunter."

Da ließ sie die Haare los, und wie sie unten waren, machte er sich daran fest und wurde hinaufgezogen.

Rapunzel erschrak nun anfangs, bald aber gefiel ihr der junge König so gut, dass sie mit ihm verabredete, er solle alle Tage kommen und hinaufgezogen werden. So lebten sie lustig und in Freuden eine geraume Zeit, und die Fee kam nicht dahinter, bis eines Tages das Rapunzel anfing und zu ihr sagte: „sag' sie mir doch Frau Gothel, meine Kleiderchen werden mir so eng und wollen nicht mehr passen." Ach du gottloses Kind, sprach die Fee, was muss ich von dir hören, und sie merkte gleich, wie sie betrogen wäre, und war ganz aufgebracht. Da nahm sie die schönen Haare Rapunzels, schlug sie ein paar Mal um ihre linke Hand, griff eine Schere mit der rechten und ritsch, ritsch, waren sie abgeschnitten. Darauf verwies sie Rapunzel in eine Wüstenei, wo es ihr sehr kümmerlich erging und sie nach Verlauf einiger Zeit Zwillinge, einen Knaben und ein Mädchen gebar.

Denselben Tag aber, wo sie Rapunzel verstoßen hatte, machte die Fee Abends die abgeschnittenen Haare oben am Haken fest, und als der Königssohn kam:

„Rapunzel, Rapunzel,
lass dein Haar herunter."

so ließ sie zwar die Haare nieder, allein wie erstaunte der Prinz, als er statt seines geliebten Rapunzels die Fee oben fand. „Weißt du was, sprach die erzürnte Fee, Rapunzel ist für dich Bösewicht auf immer verloren! "

Da wurde der Königssohn ganz verzweifelnd, und stürzte sich gleich den Thurm hinab, das Leben brachte er davon, aber die beiden Augen hatte er sich ausgefallen, traurig irrte er im Wald herum, aß nichts als Gras und Wurzeln, und that nichts als weinen. Einige Jahre nachher geräth er in jene Wüstenei, wo Rapunzel kümmerlich mit ihren Kindern lebte, ihre Stimme däuchte ihm so bekannt, in demselben Augenblick erkannte sie ihn auch und fällt ihm um den Hals. Zwei von ihren Thränen fallen in seine Augen, da werden sie wieder klar, und er kann damit sehen, wie sonst.

(Die Kinder- und Hausmärchen der Brüder Grimm, Urfassung 1812–1814, Antiqua Verlag Lindau 1985).

* * *

In den Märchen der Gebrüder Grimm wird manchmal ein Mensch, ein Kind als Preis für eine Dienstleistung gefordert, so etwa auch im „Rumpelstilzchen". Die Sexualität wird in den Märchen meist nicht direkt angesprochen, sie wird gewissermaßen stillschweigend vorausgesetzt. In unserem Märchen spielen zwei Schwangerschaften eine zentrale Rolle: Diejenige der Mutter von Rapunzel und später von Rapunzel selbst, die Zwillinge gebiert. Die schwangere Mutter von Rapunzel zeigt ein sehr auffälliges Verhalten, das weit über die bekannten „abnormen Gelüste" hinaus geht. Die Schwangere setzt ihren Mann unter Druck, ihr um jeden Preis die heiß ersehnten Rapunzeln zu besorgen, da sie sonst sterben müsse. Die Frau entwickelt einen Heißhunger und eine derartige Lust, die sich nach dem ersten Verzehr und Genuss der Rapunzeln noch steigert.[4]

Dieser geradezu lebenswichtige Hunger und diese Lust auf Rapunzeln hat Symbolwert: Extremer Appetit kann eine „süchtige Bemächtigungstendenz" darstellen, die dem Auffüllen einer narzisstischen Leere dient [22]. Damit

4 Rapunzel ist eine Salatpflanze und gehört zu den Baldriangewächsen. Heute wird der Begriff auch mit Feldsalat (Österreich: Vogerlsalat / Schweiz: Nüsslisalat) wiedergegeben. Verschiedene Arten der Rapunzel sollen mit einem fleischigen Wurzelstock ausgestattet sein, der früher als Gemüse gegessen wurde.

möchte sich die Gierige vielleicht jene Liebe zusichern und „einverleiben", die sie in der Kindheit vermisste und die sie wohl auch von ihrem Gatten nicht erhalten hat. In der Umgangssprache wird auch von Liebeshunger gesprochen. Das Essen kann somit als Ersatz für Liebe und Zuwendung verstanden werden. Zudem gehört der Mund zu den erogenen Zonen. Diese orale Zone ist mit Genuss und Lust verbunden, nicht nur bei sexuellen Handlungen 78].

Bis gegen den Schluss des Märchens spielt sich alles auf kleinstem Raum ab: Im vermutlich kleinen Hinterhaus befindet sich ein „kleines Fenster", das den Blick in den Garten einer Fee freigibt, und im hohen Turm, in dem Rapunzel später eingeschlossen wird, befindet sich zuoberst nur ein „kleines Fensterchen". Das Verlassen des eigenen Reviers, das Eindringen in ein verbotenes Areal, spielen eine wichtige Rolle: Zuerst dringt der Ehemann der schwangeren Frau über eine hohe Mauer ein, um in aller Eile Rapunzeln zu stehlen. Der Mann imponiert als schwache Gestalt, er ist Befehlsempfänger und gibt dem Drängen seiner Frau sofort nach, weil er sie „gar lieb hatte". Auch fürchtet er sich wohl vor seiner Frau („... wie gefährlich es sei, ihr dann etwas abzuschlagen"). Als er beim zweiten Eindringen in den Garten der Fee von dieser zur Rede gestellt wird und als sie von ihm das noch ungeborene Kind als Preis verlangt, sagt „der Mann alles zu". Von der Reaktion seiner begehrlichen Ehefrau, die immerhin ihr Neugeborenes hergeben muss, ist im Märchen nicht die Rede. Die Bedeutung des zu erwartenden Kindes scheint hinter der Wichtigkeit der Rapunzeln zurückzustehen.

Das „schönste Kind" Rapunzel wird mit zwölf Jahren in einen hohen Turm eingeschlossen. Es ist die Zeit der Pubertät, die Zeit, in der ein Mädchen langsam zur geschlechtsreifen Frau heranwächst (das Wort langsam soll berücksichtigen, dass das Märchen vor ca. zweihundert Jahren geschrieben wurde, wo sich die Menstruation wesentlich später als heute einstellte). Rapunzel hatte „prächtige Haare, fein wie gesponnenes Gold". Langes Haar ist stets ein Blickfang und gilt als sexuell anziehend.

Der Königssohn wird durch die „süße Stimme" von Rapunzel angelockt und fühlt sich zu ihr hingezogen. Da er den Turm heimlich längere Zeit beobachtet entdeckt er die Zugangsmöglichkeit zu ihr, von der er alsbald Gebrauch macht. Interessanterweise wird der Prinz von Rapunzel „hinaufgezogen", während die Fee selbst an den Haaren hinaufsteigen musste! Es scheint, als ob Rapunzel geahnt hätte, dass sie jemanden angenehmer in ihr Gemach einlassen würde. Auch der Prinz dringt in ein kleines, fremdes Gebiet ein und besucht Rapunzel regelmäßig. Die Liebesbesuche dauerten „eine geraume Zeit", in der er Rapunzel schwängert. Die Fee bemerkt erst, was hinter ihrem Rücken gespielt wird, als sich Rapunzel über die immer enger werdenden Kleider beklagt. Die Strafe folgt auf dem Fuße: Die Fee schneidet ihr die Haare ab und schickt die schwangere Rapunzel in die Wüste, wo sie nach kurzer Zeit Zwillinge, einen Knaben und ein Mädchen gebiert. (Die Schwangerschaft Rapunzels wird übrigens nur in der Urfassung des Märchens erwähnt, während diese in späteren Fassungen nicht mehr direkt zum Ausdruck gebracht wird.)

Dettmering [58] kommentiert die Urfassung wie folgt:

> „Rapunzels Vater, der in den Garten der Fee eindringt und die Rapunzeln stiehlt, begeht ebenso eine Grenzverletzung wie später der Königssohn mit seinem Eindringen in den unzugänglichen Turm, so dass genitales, in einen fremden Bereich vorstoßendes Verhalten hier wie dort als Delikt verstanden wird, das den unverletzlichen Bereich der Fee missachtet."

Psychoanalytisch kann im Abschneiden der meterlangen Haare eine Analogie zur Kastration gesehen werden, denn auf diese Weise wird es dem Prinzen verunmöglicht, mit seiner Geliebten zusammen zu sein. Das Abschneiden der Haare hat aber noch eine andere Bedeutung: Im Mittelalter etwa wurde die Haarschur als empfindliche Ehrenstrafe verwendet. Diese Art Strafe war oft verbunden mit einer öffentlichen Demütigung, mit der Ausstoßung aus dem Gesellschaftsbereich. Das Abschneiden der Haare bei Mönchen, die in ein Kloster eintreten, hat dagegen eine religiöse, rituelle Bedeutung. Mit der Tonsur wird eine religiöse Zugehörigkeit zu einer bestimmten Gruppe zum Ausdruck gebracht [84] [85]. Doch zurück zu unserem Märchen:

> „... so gilt das Abschneiden der Haare wohl auch an dieser Stelle dem Versuch, das Erscheinungsbild Rapunzels als Frau wie etwas Sündhaftes auszumerzen. Von den schönen, langen Haaren einer Frau wie Rapunzel geht eine eigentümliche Faszination aus, und gerade sie muss offenbar zerstört werden, wenn ein bestimmtes (mütterliches) Ideal von Sittlichkeit und Reinheit in Geltung bleiben soll" [61, S. 205].

Schließlich wird auch der Königssohn verstoßen, nachdem dieser von der im Turm wartenden Fee überlistet und als „Bösewicht" bezeichnet wird. In seiner Verzweiflung stürzt sich der Prinz vom Turm hinab und verliert in der Folge sein Augenlicht, da er gemäß einer anderen Version in die Dornen stürzte. Auch das Erblinden des Prinzen kann, aus psychoanalytischer Sicht gesehen, als eine

Art Kastration verstanden werden, da der Verlust des Augenlichts ihn daran hindert, in absehbarer Zeit Kontakt mit seiner Geliebten aufzunehmen. Der Königssohn erlangt sein Sehvermögen erst wieder, nachdem er einige Jahre später in der Wüste Rapunzel und ihren zwei Kindern begegnet. Zwei Tränen Rapunzels benetzten bei der innigen Umarmung die Augen des Prinzen, so dass dieser wieder sehen kann. Auch hier sehen wir ein Phänomen, das nicht selten in Märchen anzutreffen ist: Der intensive Körperkontakt (oft ist es ein Kuss) bewirkt ein Wunder, das der Geschichte eine völlig neue Wendung gibt (z.B. in „Dornröschen" oder „Froschkönig").

Im Rahmen einer psychoanalytischen Deutung wird die Meinung vertreten, dass Rapunzels Mutter und die Fee zwei Seiten derselben Person darstellen. Ein und derselbe Mensch kann gute und böse Anteile haben, der eine kann sich fürsorglich und liebevoll verhalten, gleichzeitig aber auch einengend und hasserfüllt handeln [61, S. 170].

Drewermann schildert die zweite Seite der Mutter von Rapunzel, die quasi derjenigen der Fee entspricht, wie folgt:

> „Schon der Name des Mädchens … verrät, dass es eigentlich nur dazu auf die Welt gekommen ist, um der Mutter als ‚Nahrungsmittel' zu dienen, und man darf annehmen, dass der Heißhunger der Mutter während der Schwangerschaft nach den Rapunzeln bereits vorwegnimmt, wie diese Frau im ‚Hintergrund' in ihrer ‚Hexengestalt', ihr langersehntes Kind zur Sättigung ihrer ungestillten Gier nach einem wirklichen Lebensinhalt (ge)brauchen wird. Es wird demnach im wesentlichen wohl das Verlangen der Frau sein, das dem Kinderwunsch der ‚Eltern' zugrunde liegt, und die Rolle des Mannes wird darin bestehen, sich diesem Wunsch, so gut es geht, zu fügen" [61, S. 171].

Aber nicht nur der Vater von Rapunzel, sondern auch der Königssohn, wirken schwach und stellen keine „männliche" Persönlichkeiten dar. Der Prinz lässt sich von der Fee im Turm beschimpfen, einschüchtern und verängstigen. Er stürzt sich verzweifelt in die Tiefe. Wie kaum in einem anderen Märchen werden hier zwei Männer vorgestellt, die einen gefügigen, von Frauen leicht beeinflussbaren Charakter zu haben scheinen. Die böse Mutter, die einen lieben, aber schwachen Mann an ihrer Seite hat, ist übrigens auch in "Hänsel und Gretel" zu finden. Auch hier ist die Mutter die treibende Kraft, die ihre Kinder im Wald aussetzen will, und sie setzt sich auch durch.

Tatsächlich ähneln sich manche Charakterzüge von Rapunzels Mutter und der Fee. In einer neuen wissenschaftlichen Untersuchung über die „Psychologie der Märchen“ [71] wird die Mutter von Rapunzel als „egoistisch, egozentrisch und rücksichtslos“ bezeichnet, also Eigenschaften, die auch auf die Fee zutreffen. Umgekehrt scheint auch die Schilderung der Fee auf die Mutter zuzutreffen: „Sie besitzt ein fast zwanghaftes Bedürfnis nach Macht und Kontrolle, aber keinerlei Wärme oder Zuneigung.“ Die Autoren versuchen zum Schluss eine „Moral“ für uns heute Lebenden abzuleiten und fragen, ob „Karriere, Statussymbole und Geld unsere alleinige Messlatte für Glück und Erfolg“ seien? Ihr Fazit lautet: Diese Faktoren sind lediglich Ansporn, eine „messbare und vorzeigbare Belohnung für geleistete Arbeit … Anstatt die Rapunzeln im fremden Garten können wir dann die Lorbeeren im eigenen Garten ernten“ [71, S. 58].

21 Stefan Zweig und die Sexualität in der „Welt von gestern“

In seiner Autobiographie „Die Welt von gestern“, in welcher Stefan Zweig sehr wenig Persönliches preisgibt, widmet er ein Kapitel dem „Eros matutinus“, in welchem er über die Sexualität im Wien der Jahrhundertwende (um 1900) berichtet. In dieser Betrachtung geht es um ein allgemeines Sittenbild und um den Umgang mit der Sexualität in der „guten alten Zeit“. Erwähnenswert ist die Tatsache, dass der Autor seine Autobiographie im Exil während des 2. Weltkrieges verfasst hat, und dass er zeitweise an Depressionen litt. Kurz nach der Abfassung seines Rückblicks suizidierte er sich mit ca. sechzig Jahren, zusammen mit seiner zweiten Frau, in Petropolis bei Rio de Janeiro.

Zweig betont die Verdrängung der Sexualität im Alltag. Diese wurde als leidige Angelegenheit angesehen, von der nicht gesprochen wird in der Öffentlichkeit. Sogar in der Literatur soll Ende des 19. Jahrhunderts die Prostitution aus seiner Sicht kein Thema gewesen sein: „Selbst wenn ein Schriftsteller kühn die Prostitution erwähnte, so glaubte er sie veredeln zu müssen und parfümierte die Heldin zur ‚Kameliendame‘“ [204, S. 72/73].

Ausführlich berichtet Zweig von der damaligen Mode, welche die Frau in ein enges Korsett drängte und von den langen Röcken, welche nicht einmal den Blick auf die Knöchel freigeben durften. Er beklagt eine fehlende sexuelle Aufklärung und schildert die Doppelmoral, welche dem Mann voreheliche sexuelle Eskapaden zugestanden, nicht jedoch der Frau, die keine sexuellen Bedürfnisse haben durfte, schon gar nicht vor der Ehe. „Im freien Meer quälten sie sich mühsam vorwärts in schweren Kostümen, bekleidet vom Hals bis zur Ferse, in den Pensionaten und Klöstern mussten die jungen Mädchen, um zu vergessen, dass sie einen Körper besaßen, sogar ihr häusliches Bad in langen weißen Hemden nehmen. Es ist durchaus keine Legende oder Übertreibung, dass Frauen als alte Damen starben, von deren Körper außer dem Geburtshelfer, dem Gatten und Leichenwäscher niemand auch nur die Schulterlinie oder das Knie gesehen“ [204, S. 77].

Zweig beklagt die Ahnungslosigkeit in sexuellen Belangen, welche junge Mädchen und junge Frauen hatten. Sie hatten nicht nur vor der eigenen Sexualität keine Ahnung, geschweige denn wussten sie etwas über die Sexualität des Mannes. Zweig erwähnt in diesem Zusammenhang die Geschichte einer seiner

Tanten, „die in ihrer Hochzeitsnacht um ein Uhr morgens plötzlich wieder in der Wohnung ihrer Eltern erschien und Sturm läutete, sie wolle den grässlichen Menschen nie mehr sehen, mit dem man sie verheiratet habe, er sei ein Wahnsinniger und ein Unhold, denn er habe allen Ernstes versucht, sie zu entkleiden" [204, S. 80].

Über die Prostitution schreibt er: „Während heute auf den Großstadtstraßen Prostituierte so selten anzutreffen sind wie Pferdewagen auf der Fahrbahn, waren damals die Gehsteige derart durchsprenkelt mit käuflichen Frauen, dass es schwerer hielt, ihnen auszuweichen als sie zu finden". Er ist der Ansicht, dass „bis auf spärliche Reste sich das Problem durch verminderte Nachfrage von selbst erledigt" habe [204, S. 84/85]. Zweig hat diese Moral von damals immer wieder der Gegenwärtigen gegenübergestellt, also der Welt zur Zeit des 2. Weltkrieges. Er liebt in seinen Schilderungen stets starke Kontraste, das Gestern und das Heute, doch geht aus der Schilderung und Beurteilung der Prostitution auch deutlich hervor, dass sich das Problem heute, etwa achtzig Jahre später, keineswegs von selbst erledigt hat. „Und alle Städte erscheinen mir heute schöner und humaner, seit diese Scharen hungriger, unfroher Frauen nicht mehr die Straße bevölkern, die ohne Lust Lust feilboten und bei ihrem endlosen Wandern von einer Ecke zur anderen schließlich doch alle denselben unvermeidlichen Weg gingen: den Weg ins Spital" [204, S. 87].

Zweig beschreibt in seiner Autobiographie die Einstellung gegenüber der Sexualität sehr eindrücklich und kontrastreich, allerdings nicht seine eigene, sondern den sexuellen Umgang in der Gesellschaft, in der er lebte. Anschaulich vermag er die verlogene bürgerliche Moral um die Jahrhundertwende der viktorianischen Zeitepoche zu schildern. Alles was mit Sexualität zusammenhing war damals kein Thema, sondern ein störendes Element, das dem bürgerlichen Anstand widersprach. Jungen Menschen wurde das Sexualleben zwar nicht verboten, aber sie wurden aufgefordert, die peinliche Angelegenheit so unauffällig wie möglich zu erledigen [88, S. 21/22].

Schon in seinem ersten Kapitel „Die Welt der Sicherheit" schildert Zweig den Glauben an den Fortschritt, der zur damaligen Zeit unermesslich und unkritisch gewesen war. Er nennt die Wissenschaft den „Erzengel des Fortschritts" und schreibt z.B. „… dieser Glaube an den ununterbrochenen, unaufhaltsamen Fortschritt hatte für jenes Zeitalter wahrhaftig die Kraft einer Religion; man glaubte an diesen ‚Fortschritt' schon mehr als an die Bibel, und sein Evangelium schien unumstößlich bewiesen durch die täglich neuen Wunder der Wissenschaft und der Technik" [204, S. 14/15]. Unter diesem Aspekt muss auch all das gesehen werden, was Zweig über die Prostitution, die sich von selbst erledigt habe, und über den Enthusiasmus im Zusammenhang mit Sigmund Freud, geschrieben hat. In seinem Essay über Freud schreibt er: „Durch die ungeahnten Fortschritte seiner Wissenschaft war das 19. Jahrhundert in eine Art Vernunftrausch geraten". In diesem Kontext spricht er auch von einem „Zivilisationsoptimismus" [202, S. 249].

Mehrmals erwähnt er in seiner Autobiographie Sigmund Freud, den er hoch verehrte und von dem er hoffte, ihm den Weg zum Nobelpreis ebnen zu können [88]. Er verfasste über ihn ein Essay, eine Kurzbiographie, die unter dem Titel „Heilung durch den Geist" erschien. Die zwei anderen Personen, denen er in diesem Buch die Ehre gibt, sind Mary Baker-Eddy, die Begründerin der christlichen Wissenschaft, und Franz Anton Mesmer. Freud selbst war von diesem Buch nie besonders angetan, einerseits weil er grundsätzlich gegen solche biographischen „Versuche" war, andererseits weil für ihn sowohl Mary Baker-Eddy wie auch Franz Anton Mesmer keine schmeichelhafte „Umgebung" darstellten.

Stefan Zweig sagt von Freud in einem zusammenfassenden Sinn und nicht ganz unzutreffend: „Sigmund Freud hat die Menschheit – herrliche Tat eines einzelnen Menschen – klarer über sich selbst gemacht: ich sage klarer, nicht glücklicher. Er hat einer ganzen Generation das Weltbild vertieft: ich sage vertieft und nicht verschönert" [202, S. 259].

Trotz seines Enthusiasmus für Sigmund Freud kann er ihn durchaus auch kritisieren: „Wie oft aber – gefährliche Frage! – gelingt der Psychoanalyse solche vollkommene medizinische Lösung? Ich fürchte, nicht allzu häufig". Zweig begründet diese Aussage damit, dass es eine besondere Persönlichkeit brauche und besonderes Einfühlungsvermögen, um die hohe Kunst der Psychoanalyse durchführen zu können. „Aber hier denkt Freud merkwürdig nachsichtig, und wenn er sagt, die erfolgreiche Handhabung seiner Deutekunst erfordere zwar Takt und Übung, sei aber ‚unschwer zu erlernen', so möge da am Rande ein dickes und beinahe grimmiges Fragezeichen gestattet sein" [202, S. 308/309].

Zweig kritisiert Freud mit einem Augenzwinkern auch wegen seiner allzu deutlichen Sprache betreffend Sexualität. Wenn er manche Ausdrucksweisen nur etwas poetisch überschminkt hätte, hätten sie sich „ohne arge Auffälligkeit in die Öffentlichkeit eingeschmuggelt … Aber Freud, der Unhold und allen Halbheiten abholde, nimmt harte, kantige, unverkennbare Wörter, er drückt sich an keiner Deutlichkeit vorbei: geradezu sagt er Libido, Lusttrieb, Sexualität, Geschlechtstrieb, statt Eros und Liebe. Freud ist immer zu ehrlich um vorsichtig zu schreiben, wenn er schreibt" [202, S. 314].

Gerade weil Zweig in seiner Autobiographie so wenig bzw. gar nichts über seine eigene Sexualität berichtet hat, gab dieser Sachverhalt offenbar zu Spekulationen Anlass. In den Memoiren Benno Geigers, die 1958 auf Italienisch erschienen [76] steht zu lesen, dass Zweig Patient von Sigmund Freud gewesen sei und an Exhibitionismus gelitten habe. Der Zweig-Biograph Oliver Matuschek, schreibt aber zu Recht, dass der Wahrheitsgehalt dieser Aussage sehr in Frage zu stellen sei und dass sich Freud nie hergegeben hätte – wie von Geiger geschrieben – Zweig eine Erklärung auszustellen, dass er bei Freud in Behandlung sei. Zudem sei Geiger bekannt dafür gewesen, dass er eine „blühende Phantasie" gehabt habe. Auch sei es unwahrscheinlich, dass Freud einem seiner Patienten einen „Jagdschein" ausgestellt habe! [136, S. 284]. Weinzierl [192] kommt in seinem kürzlich erschienenen Buch „Stefan Zweigs brennendes Geheimnis" zum Schluss, dass er Exhibitionist gewesen sei. Als Beweis führt er einige Stellen in Zweigs Tagebuch an, das 1984 erschienen ist. Meines Erachtens sind die entsprechenden, sehr kurz gehaltenen Passagen aber nicht eindeutig.

Auch Prochnik bezeichnet Zweig in seinem Buch „Das unmögliche Exil" als „mutmaßlicher Exhibitionist", wobei er aber bei seinen Ausführungen über Zweigs Sexualität mehr im Allgemeinen bleibt: „Freud gruppierte erotische Triebe zu Gegensatzpaaren wie Sadismus und Masochismus – und Exhibitionismus und Voyeurismus –, die für ihn Ausdruck der in ihrem Kern widersprüchlichen, ambivalenten Sexualität waren. Im Falle Zweigs lassen sowohl der Impuls, gierig zu beobachten, und der Drang, seine Kleidung aufzureißen, darauf schließen, wie sehr er sich von der Welt um ihn herum abgeschnitten fühlte. Als Voyeur presste er sein Gesicht gegen die Scheibe; als Exhibitionist (ob imaginär oder tatsächlich) sehnte er sich danach, auszubrechen und die Scheibe zu zerschlagen" [151, S. 14 u. 104].

Im Lehrbuch „Psychiatrie" von Frank steht unter „Exhibitionismus" zu lesen: „Im Allgemeinen handelt es sich um scheue, infantile, selbstunsichere, kontaktschwache und psychopathische Persönlichkeiten." Ich glaube nicht, dass diese Beschreibung auf Zweig zutrifft [69, S. 388].

Ein anderer Biograph, Gerd Kerschbaumer [112] nimmt die Novelle „Verwirrung der Gefühle" zum Anlass, über eine allfällige homosexuelle Neigung Zweigs nachzudenken. Er schreibt: „Eine gestellte Filmszene? Ein hautnahes Erlebnis? Hat der Autor bestimmte Neigungen? Eine Antwort darauf gibt Sigmund Freud im zitierten Brief vom 4. September 1926 – jedoch ganz allgemein: Die menschliche Natur sei bisexuell. Viele Menschen seien aber nicht dazu fähig, die gleichgeschlechtliche Liebe anzunehmen und sich ihr Verlangen einzugestehen" [112, S. 150].

Anhaltspunkte für eine homosexuelle Neigung in Zweigs persönlichem Leben existieren nicht. Görner [79] schreibt in seinen „Überlegungen zu Stefan Zweigs ‚Die Welt von gestern'": „Ausgelebte … Homosexualität versteht Zweig kurioserweise nicht als Veranlagung, sondern als Ausdruck einer Protesthaltung gegen die bürgerliche Konvention."

Dass Zweig in „Verwirrung der Gefühle" über einen homosexuellen Intellektuellen geschrieben hat, besagt nichts über seine eigene sexuelle Orientierung. In all seinen anderen zahlreichen Novellen ist nie von Homosexuellen die Rede. Ich erinnere an eine der pointierten, wenn auch anekdotenhaften Aussage des berühmten Literaturkritikers Marcel Reich-Ranicki, der im „Literarischen Quartett" gesagt hatte: „Wenn ein Schriftsteller einen Roman schreibt über einen Homosexuellen, besagt dies nichts über seine eigene sexuelle Prägung. Wenn er aber zehn Romane über Homosexuelle schreibt, dann ist anzunehmen, dass er selbst homosexuell ist!"

In der Beurteilung des persönlichen Lebens Stefan Zweigs ist also davon auszugehen, dass seine sexuelle Prägung grundsätzlich eine heterosexuelle war. Mehrere Jahre bevor er seine erste Frau Friederike von Winternitz heiratete, warnte er sie, seine Welt sei ihr nicht bekannt, sie sei düsterer als ihre, sie kenne ihn ja noch nicht, wobei er wohl an seine Neigung zu Depressionen dachte und an seine nicht seltenen Affären mit Frauen [88, S. 58 und 150, S. 73].

Als Zweig 1913 in Paris weilte, verliebte er sich in eine attraktive Modistin, Marcelle. Am 26. März 1913 notierte er in sein Tagebuch: „Sie ist in ihrer Güte und Klugheit mir täglich lieber". Und drei Tage später schreibt er: „Sie hätte eigentlich am liebsten ein Kind um noch einmal ihr Leben zu beginnen" [205, S. 58/59]. An mehreren Stellen erwähnt Zweig im Tagebuch, dass er mit Marcelle zusammen war, was er mit ihr unternommen hat und dass er des Öfteren die Abende und Nächte mit ihr verbrachte. Am 5. Mai steht zu lesen: „Brief Marcelles aus dem Hospital. Ein Brief ohne Vorwurf und darum siebenfach ergreifend. Ich schäme mich der Ferne." Am 21. März 1914 trifft er Marcelle erneut und schreibt: „Sie zittert vor Freude mich zu sehen. Sie ist hübscher geworden, rundlicher und noch so einfach hingebungsvoll wie früher. Nicht ein Wort des Vorwurfs, im Gegenteil sie gleitet immer darüber hinweg." Er erwähnt dann, dass sie von einem Arzt operiert worden sei. Aus diesen fragmentarischen Angaben darf man wohl gewisse Schlussfolgerungen ziehen: Zweig hatte mit Marcelle eine innige intime Beziehung die beiden viel bedeutet hat. Ein Kinderwunsch seitens Marcelles wurde offenbar von ihm akzeptiert, schreibt er doch in sein Tagebuch am 29. März 1913: „Wir gehen in ein Varieté … dann nach Hause, wo wir zum ersten Mal, mit festem Willen keine Vorsichten gebrauchen. Sie zuckt wie in Empfängnis und glüht und schwört, sicher zu sein, sie wird ganz selig bei dem Gedanken, ich bin auch merkwürdig mitgerissen und im ekstatischen“ [205, S. 59]. Marcelle wurde vermutlich schwanger, konnte oder wollte das Kind jedoch nicht austragen, es ist von einer Operation die Rede, sodass grundsätzlich zwei Möglichkeiten bestehen: Entweder hatte sie einen spontanen Abort, oder sie hat die Schwangerschaft – entgegen ihrer ursprünglichen Intention – unterbrechen lassen. Spätestens nach sechs Wochen war sich Zweig im Klaren, dass er die Beziehung zu Marcelle als eine vorübergehende, als eine provisorische betrachtete. Es ist anzunehmen, dass seine Überzeugung im Zusammenhang mit für ihn charakteristischen Bindungsängsten steht [88, S. 58/59].

Natürlich ist das Bild, das Zweig in seiner Autobiographie von den sexuellen Gepflogenheiten im alten Wien entwirft, nicht objektiv, es ist selbstverständlich subjektiv. Aber wenn dieses Bild auch von einem Mann im Exil entworfen wurde, der sich Jahrzehnte später zurückerinnert, so ist es dennoch das Bild eines feinfühligen, hoch intellektuellen Geistes, dessen Pinselstriche sicher zutreffend sind, auch wenn manche Farbgebung, wie bei jedem Kunstwerk, aus heutiger Sicht überbetont oder übertrieben erscheinen mögen. Das Werk ist – künstlerisch gesprochen – ein Fresko, kein Kupferstich.

Dank

Mit Freude und Enthusiasmus möchte ich allen danken, die einen Beitrag zur Entstehung dieses Buches geleistet haben. Ganz besonders danke ich den Erfahrungen von Patientinnen, welche in dieses Buch einfließen konnten. Hier könnte man geradezu umgekehrt sagen: Die männlichen Patienten sind mitgemeint, aber es handelt sich eben vorwiegend um Frauen!

Zu Dank verpflichtet bin ich meinem Freund und Kollegen Dr. Paul Stronegger, Saltnes (Norwegen), der das ganze Manuskript durchgearbeitet hat und mir wertvolle Impulse und Anregungen gegeben hat.

Danken möchte ich auch meinem Freund und Kollegen Dr. Hans Grünberger in Frenkendorf, BL, der mir wertvolle Dienste bei der Beschaffung der neuesten Literatur geleistet hat. Diversen Experten habe ich einzelne Kapitel zur kritischen Durchsicht vorgelegt: Dem Kollegen Dr. Werner Tschan (Sexuelle Übergriffe von Therapeuten), Herrn Rabbiner Moshe Baumel (Die Beschneidung – nur etwas Altbekanntes?), Herrn lic. iur. Sasha Stauffer, Erster Staatsanwalt, Frau lic. iur. Lea Lanz und Herrn Kriminalkommisar Peter Gill, Basel (Häusliche Gewalt). Ihnen allen möchte ich meinen herzlichen Dank aussprechen.

Mit größter Geduld und Zuverlässigkeit hat meine langjährige Sekretärin, Frau Esther Eichenberger, alles zu Papier gebracht. Auch ihr gebührt mein herzlicher Dank.

Last but not least danke ich natürlich auch dem Frank & Timme Verlag in Berlin. Frau Dr. Karin Timme hat sich von Anfang an für mein Thema interessiert und war für eine rasche Beantwortung aller Fragen, die sich vor der Drucklegung ergaben, bemüht. Auch ihr und Frau Astrid Matthes möchte ich an dieser Stelle meinen herzlichen Dank aussprechen.

Literaturverzeichnis

1 AA. (2008). *Symmetrische Gehirne stehen auf Männer*. In: Psyche und Soma, (7.–8. August 2008)

2 ADLER, Y. (2016). *Haut nah. Alles über unser größtes Organ*. Droemer Verlag, München.

3 ALEXIJEWITSCH, S. (2016). *Die letzten Zeugen. Kinder im Zweiten Weltkrieg*. Suhrkamp Verlag, Berlin.

4 ALMEIDA, F. S. J. et al. (2017). *Domestic Violence in Pregnancy: Prevalence and Characteristics of the Pregnant Woman*. In: Journal of Clinical Nursing 26, 2417–2425.

5 AMREIN, J. (2002). *Lust und Frömmigkeit*. In: Sexualmedizin, Heft 7/8, 2002–2004.

6 AMREIN, J. (2008). *Lob der Peitsche*. In: Schweizer Zeitschrift für Psychiatrie und Neurologie 3, 43–45.

7 ANONYM (1984). *Autoerotische Todesfälle*. In: Münchener medizinische Wochenschrift 126, 9.

8 ANONYM (2006). *Basler Zeitung*, 01.11.2006.

9 ANONYM (2009). *Gefährliches Spiel mit der Ohnmacht*. In: Basler Zeitung, 13.03.2009.

10 ANONYM (2015). *Muttermilch macht schlau*. In: Basler Zeitung, 19.03.2015.

11 ANONYM (2018). *„Papa im Babyblues“*. In: Medical Tribune 3, 3.

12 ANONYM (2018). *Der Risikobeifahrer*. In: Touring 9, 8.

13 ANONYM (2018). *Philippinen rütteln an Scheidungsverbot*. In: Basler Zeitung, 21.03.2018.

14 ANONYM (2020). *Kinder in der Isolation*. In: Medical Tribune 21, 3.

15 AROLT, V./DILLING, H./REIMER, C. (2004). *Basiswissen Psychiatrie und Psychotherapie*. Springer Verlag, Berlin/Heidelberg, 5. Auflage.

16 ASCHMANN, B./DAMBERG, W. (Hrsg.) (2021). *Liebe und tu, was du willst?* Ferdinand Schöningh Verlag, Paderborn.

17 BAILEY J. M./PILLARD, R. C. (1991). *A Genetic Study of Male Sexual Orientation*. In: Arch. Gen. Psychiatry 48, 1089–1096.

18 BAILEY, J. M. et al. (1993). *Heritable Factors Influence Sexual Orientation in Women*. In: Arch. Gen. Psychiatry 50, 217–223.

19 BALMER, D. (2017). *Wenn sich die Pferdestärken nicht mehr zügeln lassen*. In: Sonntagszeitung, 02.07.2017.

20 BARZ, H. (1975). *Psychopathologie und ihre psychologischen Grundlagen*. Verlag Hans Huber, Bern.

21 BASTIAN, T. (1990). *Zur Psychopathologie des Automobilmissbrauchs*. In: Prax. Psychother. Psychosom. 35, 47–52.

22 Battegay, R. (1982). *Die Hungerkrankheiten. Unersättlichkeit als krankhaftes Phänomen.* Verlag Hans Huber, Bern.

23 Battegay, R. (1991). *Narzissmus und Objektbeziehungen.* Verlag Hans Huber, Bern, 3. vollständig revidierte und erweiterte Auflage.

24 Beevor, A. (1999). *Stalingrad.* Penguin Books, London.

25 Benini, S. (2020). *„Ich war in der Hölle angelangt“.* In: Basler Zeitung, 18, 22.08.2020.

26 Benkert, O./Hippius, H. (Hrsg.) (2017). *Kompendium der psychiatrischen Pharmakotherapie.* Springer Verlag, Berlin/Heidelberg, 11. Auflage.

27 Bleuler, E. (1930). *Lehrbuch der Psychiatrie.* Verlag von Julius Springer, Berlin, 5. Auflage.

28 Bleuler, E. (1969). *Lehrbuch der Psychiatrie.* Springer Verlag, Berlin/Heidelberg, 11. Auflage.

29 Bodenheimer, A. (2012). *Haut ab! Die Juden in der Beschneidungsdebatte.* Wellstein Verlag, Göttingen.

30 Bogren, L. Y. (1983). *Couvade.* In: Acta psychiatr. Scand. 68, 55–65.

31 Böhme, R. (2019). *Human Touch. Warum körperliche Nähe so wichtig ist.* Verlag C.H. Beck, München.

32 Borneman, E. (1981). *Die Zärtlichkeit des Kindes.* In: Zeitschrift für Erziehung u. Gesellschaft 21 (Jan/Feb. 1981), 36–44.

33 Boss, C. (2018). *250 Opfer von sexuellem Missbrauch in der katholischen Kirche.* In: Sonntagszeitung, 07.01.2018.

34 Bracher, K. (2011). *Schweizer Kanzeln leeren sich schneller als befürchtet.* In: NZZ am Sonntag, 25.09.2011.

35 Brennan, A. et al. (2007). *A critical Review of the Couvade-Syndrome: the pregnant male.* In: J. Reprod. Infant Psychol. 25, 173–189.

36 Brennan, A. et al. (2007). *A qualitative exploration of the Couvade Syndrome in expectant fathers.* In: J. Reprod. Infant Psychol. 25, 18–39.

37 Brickenstein, H. (1991). *Ein Buchfetischist.* In: Krankenhauspsychiatrie 2, 34–35.

38 Brizendine, L. (2011). *Das männliche Gehirn.* Wilhelm Goldmann Verlag, München.

39 Brizendine, L. (2008). *Das weibliche Gehirn.* Wilhelm Goldmann Verlag, München, 4. Auflage.

40 Broder, H. M. (2012). *Die Vorhaut der anderen.* In: Basler Zeitung, 31.08.2012.

41 Bröhm, A. (2019). *Sex ist nur eine ferne Erinnerung.* In: Basler Zeitung, 26.08.2019.

42 Bruns, G./Winter, F. (2014). *Stalking. Zwischen Liebeswahn und Strafrecht.* Psychosozial-Verlag, Giessen.

43 Büchler, A. (2000). *Staatliche Interventionen bei Gewalt in Ehe und Partnerschaft.* In: Frauenfragen 2, 45–48.

44 Bürkler, E./Amrein, J. (1993). *Schwangerschaftsbeschwerden bei Männern. Ritual oder Krankheit.* In: Der informierte Arzt 20, 1445–1448.

45 Caplan, M. (2005). *Berühren heißt leben.* Verlag Via Nova, Petersberg.

46 Cassidy, A. (2020). *Die Polizei reformieren – oder ganz abschaffen?* In: Basler Zeitung, 10.06.2020.

47 Christianini, A.R. et al. (2015). *Treating kleptomania: cross-cultural adaptation of the Kleptomania Symptom Assessment Scale and assessment of an outpatient program.* In: Comprehensive Psychiatry 56, 289–294.

48 Cornwell, J. (2014). *Die Beichte. Eine dunkle Geschichte.* Berlin Verlag, Berlin.

49 Csef, H. (2018). *Der Schüler-Suizid in der Kindertragödie „Frühlings Erwachen" von Frank Wedekind.* In: Suizidprophylaxe 45, 56–57.

50 Csef, H. (2019). *Vom Trauma zum Suizid.* In: Suizidprophylaxe 46, 68–71.

51 Csef, H. (2020). *„Anatomie eines Suizids" und die transgenerationale Trauma-Transmission.* In: Suizidprophylaxe 47, 108–109.

52 Da Cou, C.R./Lynch, S.M. (2018). *Sexual Orientation, Gender and Attempted Suicide Among Adolescents Psychiatric Impatients.* In: Psychol. Serv. 15, 363–369.

53 de Torrenté, A. (2014). *Stillen: gut für die Neuronen.* In: Schweiz. Med. Forum 14, 2.

54 de Torronté, A. (2008). *Nieder mit den Waffen!* In: Schweiz. Med. Forum 8, 951.

55 Débois, A.-F. (2018). *Und wenn diese Patientin ein Menschenhandelsopfer ist?* In: Schweiz. Ärztezeitung 99, 924–926.

56 Del Ponte, C. (2021). *Ich bin keine Heldin – mein langer Kampf für Gerechtigkeit.* Westend-Verlag, Frankfurt am Main.

57 *Der Koran* (1960). Wilhelm Goldmann Verlag, München.

58 Dettmering, P. (1985). *Nachwort.* In: Dettmering, P. (Hrsg.): Die Kinder- und Hausmärchen der Brüder Grimm. Urfassung 1812–1814. Antiqua-Verlag, Lindau.

59 Drakulic, S. (2004). *Keiner war dabei. Kriegsverbrechen auf dem Balkan vor Gericht.* Paul Zsolnay Verlag, Wien.

60 Dressing, H./Gass, P. (2005). *Stalking! Verfolgung, Bedrohung, Belästigung.* Verlag Hans Huber, Bern.

61 Drewermann, E. (1992). *Rapunzel, Rapunzel, lass dein Haar herunter. Grimms Märchen tiefenpsychologisch gedeutet.* Deutscher Taschenbuch Verlag, München.

62 Ebberfeld, I. (2003). *Welche Macht birgt der Busen?* In: Sexualmedizin 25, 40–43.

63 Ege, H. (2014). *Straining: Eine subtile Art von Mobbing.* Vandenhoeck u. Ruprecht, Göttingen.

64 Ehret, S. (2001). *Frauen müssen wissen, dass sie Rechte haben.* In: Basler Zeitung, 20./21.01.2001.

65 Erhard, D. (2020). *Wie die Erwartungen der Patienten den Therapieerfolg beeinflussen.* In: Medical Tribune 12, 3.

66 Ermann, M. (2014). *Träume und Träumen.* Verlag W. Kohlhammer, Stuttgart, 2. überarbeitete Auflage.

67 Finzen, A. (1995). *Medikamentenbehandlung bei psychischen Störungen.* Psychiatrie-Verlag, Bonn, 11. erweiterte Auflage.

68 Flury, M./Nyberg, E./Riecher-Rössler, A. (2010). *Domestic violence against women: Definitions, epidemiology, risk factors and consequences.* In: Swiss Med. Wkly. 2, E1-E7.

69 Frank, W. (1986). *Psychiatrie. Kurzlehrbuch.* Jungjohann Verlagsgesellschaft Neckarsulm, Heidelberg.
70 Freudenmann, R.W./Schönfeld-Lecuona, C. (2005). *Das Syndrom der genitalen Retraktion aus Sicht der transkulturellen Psychiatrie.* In: Nervenarzt 76, 569–580.
71 Feuerbacher, C./Raith, M. (2017). *Rapunzel von den Gebrüdern Grimm (1815).* In: Frey, D. (Hrsg.). Psychologie der Märchen. Springer Verlag, Berlin/Heidelberg, 53–59.
72 Freyberger, H. J. et al. (Hrsg.) (2012). *Kompendium Psychiatrie, Psychotherapie, Psychosomatische Medizin.* Verlag Hans Huber, Bern, 12. vollst. überarbeitete u. erweiterte Auflage.
73 Garcia, L.P. (2016). *The invisible magnitude of violence against women.* In: Epidemiol. Serv. Saúde 25.
74 Gauthier, S. et al. (2021). *Der Lockdown im Kanton Aargau.* In: Schweiz. Ärztezeitung 102, 218–220.
75 Gebhardt, M. (2015). *Als die Soldaten kamen. Die Vergewaltigung deutscher Frauen am Ende des Zweiten Weltkriegs.* Deutsche Verlags-Anstalt, München.
76 Geiger, B. (1958). *Memorie di un Veneziano.* Firenze.
77 Gizewski, E. R. (2014). *Typisch Mann, typisch Frau – der kleine Unterschied im Gehirn?* In: Neurologie u. Psychiatrie 4, 16–19.
78 Gniech, G. (2002). *Essen und Psyche. Über Hunger und Sattheit, Genuss und Kultur.* Springer Verlag, Berlin/Heidelberg, 2. überarbeitete Auflage.
79 Görner, R. (2014). *Wie man wird, was man erinnert.* In: Renoldner, K. (Hrsg.): Stefan Zweig. Abschied von Europa. Christian Brandstätter Verlag, Wien.
80 *Großer Duden. Lexikon in acht Bänden* (1967). Lexikonverlag, Mannheim/Wien/Zürich.
81 Gruen, A. (2014). *Über das Böse.* In: Das Magazin, 08.11.2014.
82 Gsella, T. (2017). *Die deutsche Autobahn.* In: Das Magazin, 01.04.2017.
83 Gygax, B. (2011). *Schikanieren in einer neuen Dimension.* In: Basler Zeitung, 25.02.2011.
84 Haenel, T. (1982). *Zur Geschichte der Psychiatrie.* Birkhäuser Verlag, Basel.
85 Haenel, T. (1983). *Die Haut. Ihre psychologische-psychiatrische Bedeutung.* In: Sexualmedizin 12, 329–333.
86 Haenel, T. (1989). *Suizidhandlungen. Neue Aspekte der Suizidologie.* Springer Verlag, Berlin/Heidelberg.
87 Haenel, T. (1990). *Die psychiatrische Bedeutung von Hautartefakten.* In: Schweiz. Apotheker-Zeitung 4, 96-99.
88 Haenel, T. (1995). *Stefan Zweig, Psychologe aus Leidenschaft. Leben und Werk aus der Sicht eines Psychiaters.* Droste Verlag, Düsseldorf.
89 Haenel, T. (2001). *Suizid und Zweierbeziehung.* Vandenhoeck u. Ruprecht, Göttingen.
90 Haenel, T. (2005). *Keine Angst vor der Couch! Warum Religion Psychotherapie vertragt.* Kösel Verlag, München.
91 Haenel, T. (2012). *Amok und Kollektivsuizid. Selbsttötung als Gruppenphänomen.* Verlag Neue Zürcher Zeitung, Zürich.

92 Haenel, T. (2018). *Depression. Das Leben mit der schwarz gekleideten Dame in den Griff bekommen*. Springer Verlag, Berlin/Heidelberg, 2. Auflage.

93 Hättenschwiler, J. (2004). *Die Psychiatrie wird immer wichtiger!* In: Neuroscience 2004, März/April 1–2.

94 Harlow, H.S./Harlow, M.K. (1967). *Reifungsfaktoren im sozialen Verhalten*. In: Psyche 21, 193.

95 Hell, D./Endrass, J. /Vontobel, J. (2003). *Kurzes Lehrbuch der Psychiatrie*. Verlag Hans Huber, Bern.

96 Hengartner, M. (2019). *„Depression wird überdiagnostiziert"*. In: Basler Zeitung, 28.11.2019.

97 Herzog, D. (2005). *Die Politisierung der Lust*. Siedler Verlag, München.

98 Hoffmann, J. (2005). *Stalking*. Springer Verlag, Berlin/Heidelberg.

99 Hoffmann-Richter, U. (2000). *Psychiatrie in der Zeitung*. Edition Das Narrenschiff im Psychiatrie-Verlag, Bonn.

100 Hollstein, W. (2012). *Was vom Manne übrig blieb. Das missachtete Geschlecht*. Opus magnum, Stuttgart.

101 Holmes, L. (2008). *Menschenhandel und Korruption in Mittel- und Osteuropa*. In: Nautz, J./Sauer, B. (Hrsg.): Frauenhandel. Diskurse und Praktiken. V&R unipress, Göttingen.

102 Holzinger, B. (2014). *Signale aus dem Unbewussten*. In: Psychologie heute 37, 56–63.

103 Huber, F. (2015). *Kind, versprich mir, dass du dich erschießt. Der Untergang der kleinen Leute 1945*. Berlin Verlag, Berlin.

104 In der Beek, M. (1991). *Der Zwang zu stehlen*. Bouvier Verlag, Bonn/Berlin.

105 Jelinek, E. (2014). *Die Klavierspielerin*. Rowohlt Verlag, Reinbeck bei Hamburg, 44. Auflage.

106 Jenni, O. (2021). *Wohin mit der freien Zeit?* In: Basler Zeitung, 04.03.2021.

107 Joel, A. (2020). *Prügel. Eine ganz gewöhnliche Geschichte häuslicher Gewalt*. Rowohlt Verlag, Hamburg.

108 Jürgs, Michael (2014). *Sklavenmarkt Europa*. C. Bertelsmann Verlag, München.

109 Kapfhammer, H.-P. (2007). *Wenn Männer „schwanger" werden*. In: InFo Neurologie + Psychiatrie 5, 32–36.

110 Kaplan, L. J. (1991). *Weibliche Perversionen*. Hoffmann und Campe, Hamburg.

111 Keller, S./Battegay, R./Rauchfleisch, U./Haenel, T. (1981). *Diebstähle bei Depressiven*. In: Mschr. Krim 6, 342–352.

112 Kerschbaumer, G. (2003). *Stefan Zweig. Der fliegende Salzburger*. Residenz Verlag, Salzburg.

113 Kielholz, A. (1920). *Symbolische Diebstähle*. In: Neurologie u. Psychiatrie 55, 303.

114 Klein, F. (2020). *SSRI abgesetzt, Sexualität danach gestört*. In: Medical Tribune, 14, März 2020.

115 Klein, H. (1991). *Couvade Syndrome: Male counterpart to Pregnancy*. In: Int. J. Psychiatry Med. 21, 57–69.

116 Knecht, T. (2005). *Stalking. Erotomanie im neuen Gewand?* In: Schweiz. Med. Forum 5, 171–176.

117 Koop, V. (2007). *Dem Führer ein Kind schenken. Die SS Organisation Lebensborn e. V.* Böhlau Verlag, Köln/Weimar/Wien.
118 Kornyeyeva, L. (2014). *Die sedierte Gesellschaft.* Heyne Verlag, Müchen.
119 *Kriminalstatistik* (2020). Staatsanwaltschaft des Kantons Basel-Stadt.
120 Kuby, G. (2016). *Die globale sexuelle Revolution.* Fe Medienverlag, Kisslegg, 6. überarbeitete und aktualisierte Auflage.
121 Landolt, M. (2021). *Mehr als doppelt so viele Suizidversuche von Jugendlichen.* In: Basler Zeitung, 12.04.2021.
122 Lang, U. (2021). *Trends im Auftreten und in der Behandlung von Depressionen.* In: Schweizer Zeitschrift für Psychiatrie und Neurologie 1.
123 Leitner, H. (2005). *Depression und Sexualität.* Vortrag auf dem 5th International Forum on Mood and Anxiety Disorders, 09.–11. November 2005, Wien.
124 Langendorf, U. (2002). *Mythen des Selbstopfers.* In: Worfersdorf, M./Wedler, H. (Hrsg.). Terroristen-Suizide und Amok. S. Roderer Verlag, Regensburg, 48–59.
125 Leone, M. et al. (2019). *Social network analysis to characterize women victims of violence.* In: BMC Public Health 19.
126 Leupold-Kirschneck, D. (1981). *Das Handauflegen.* Schwabe u. Co. Verlag, Basel.
127 Litten, M. (2017). *In Gottes Namen.* In: Das Magazin, 9–14, 13.05.2017.
128 Lower, W. (2014). *Hitlers Helferinnen.* Carl Hanser Verlag, München.
129 Margairaz, C./Girard, J./Halpérin, D. S. (2006). *Häusliche Gewalt in Ehe und Familie.* In: Schweiz. Med. Forum 6, 367–373.
130 Margraf., J./Müller-Spahn, F. (2009) (Hrsg.). *Pschyrembel. Psychiatrie, Klinische Psychologie, Psychotherapie.* Walter de Gruyter, Berlin/New York.
131 Marneros, A. (2010). *Koro-Syndrom.* In: Die Psychiatrie 2.
132 Maronde, B. (2015). *Beziehungsprobleme, Isolation, Selbsthass: Leidet Ihr Patient unter Sexsucht?* In: Medical Tribune 9, 9.
133 Marshal, M. P. et al. (2011). *Suicidality and Depression disparities between sexual minority and heterosexual youth: a metaanalytic review.* In: J. Adolesc. Health 49, 115–123.
134 Marti, K. (2017). *Frauenhandel in der Schweiz.* In: ZHAW-Impact 39.
135 Martinez, R. M. et al. (2015). *Sexuelle Gewalt gegen Frauen.* In: Swiss Medical Forum 15, 551–555.
136 Matuschek, O. (2006). *Stefan Zweig. Drei Leben, eine Biographie.* S. Fischer Verlag, Frankfurt a. M.
137 Miranda-Mendizabel, A. et al. (2017). *Sexual Orientation and Suicidal Behaviour in Adolescents and Young Adults: Systematic Review and Meta-Analysis.* In: Br. J. Psychiatry 211, 77–78.
138 Mitscherlich, A./Mielke, F. (1962). *Medizin ohne Menschlichkeit.* Fischer Bücherei, Frankfurt a. M./Hamburg.
139 Montagu, A. (1980). *Körperkontakt.* Klett-Cotta, Stuttgart.
140 Ngún, T.C./Vilain, E. (2014). *The Biological Basis of Human Sexual Orientation: Is There a Role für Epigenetics?* In: Advances in Genetics 86, 167–184.
141 Nitschke, R. D. G./Riecher-Rössler, A. (2002). *Homosexualität – Veranlagung oder Neurose?* In: Internistische Praxis 42, 332–334.

142 NOLL, W. (1989). *Wenn Frommsein krank macht.* Socio-medico-Verlag, Planegg.
143 NONNENMACHER, P. (2021). *Keine Barmherzigkeit für die „Kinder der Sünde“.* In: Basler Zeitung, 14.01.2021.
144 O. A. (2010). *Depression vor und nach der Geburt. Auch Väter werden nicht verschont.* In: Medical Tribune 23.
145 OSTERMANN, D. (2006). *Mütter demonstrieren für öffentliches Stillen.* In: Basler Zeitung, 24.22.2006.
146 PAYK, T. R. (2008). *Das Böse in uns.* Patmos Verlag, Düsseldorf.
147 PFIZER (2000). *Erektionsstörungen in Basel – 60.000 Männer betroffen?* In: Basler Zeitung, 25.04.2000.
148 PLÖDERL, M. (2016). *Out in der Schule? Bullying und Suizidrisiko bei LGBTI Jugendlichen.* In: Suizidprophylaxe 43, 7–13.
149 PRATER, D. (1984). *Stefan Zweig. Das Leben eines Ungeduldigen.* Fischer Taschenbuch, Frankfurt a. M.
150 PREUSKER, S. (2013). *Sieben Stunden im April.* Wilhelm Goldmann Verlag, München, 4. Auflage.
151 PROCHNIK, G. (2016). *Das unmögliche Exil. Stefan Zweig am Ende der Welt.* C. H. Beck Verlag, München.
152 RAJ, A. (2019). *Public health impact of marital violence against women in India.* In: Indian J. Med. Res. 6, 525–531.
153 RAUCHFLEISCH, U. (2004). *Wer sorgt für die Seele?* Klett-Cotta, Stuttgart.
154 RAUCHFLEISCH, U. (2011). *Schwule, Lesben, Bisexuelle.* Vandenhoeck u. Ruprecht, Göttingen, 4. Auflage.
155 REMARQUE, E.M. (1929). *Im Westen nichts Neues.* Propyläen Verlag, Berlin.
156 RHYN, E. (2019). *Verliebtheitsgefühle gegenüber Patientinnen und Patienten in der Psychotherapie. Zu viel Nähe in der Therapie.* In: ZHAW-Impact 47, 18.
157 RITZMANN, I. (2021). *Berührendes Kranksein.* In: Schweiz. Ärztezeitung 102, 225.
158 SAUM-ALDEHOFF, T. (2014). *Wie Gefühle zu Träumen werden.* In: Psychologie heute 37, 30–35.
159 SCHARFETTER, C. (1976). *Allgemeine Psychopathologie.* Thieme, Stuttgart.
160 SCHILLER, F. (1921). *Das Lied von der Glocke.* In: Bächtold J. Deutsches Lesebuch, Druck u. Verlag von Huber u. Co, Frauenfeld, 401–406.
161 SCHMID MAST, M. (2007). *Wenns Machos eilig haben.* In: Touring (6. Dezember)
162 SCHÖBEL, R. (2019). *Erotische Laktation.* Denkholz Buchmanufaktur, Berlin, 3. Auflage.
163 SCHÜTZE, G. (1984). *Anorexia nervosa.* In: Battegay, R. et al. (Hrsg.). Handwörterbuch der Psychiatrie. Enke Verlag, Stuttgart.
164 *Schweizer Lexikon in sechs Bänden* (1993). Verlag Schweizer Lexikon, Luzern.
165 SIGUSCH, V. (2011). *Auf der Suche nach der sexuellen Freiheit.* Campus Verlag, Frankfurt/New York.
166 SIGUSCH, V. (2013). *Sexualitäten.* Campus Verlag, Frankfurt/New York.
167 SIMON, R. I. (2011). *Die dunkle Seite der Seele.* Verlag Hans Huber, Bern.
168 SOMMER, R. (2010). *Das KZ-Bordell. Sexuelle Zwangsarbeit in nationalsozialistischen Konzentrationslagern.* Ferdinand Schöningh Verlag, Paderborn, 2. Auflage.

169 Sorg, E. (2011). *Die Lust am Bösen. Warum Gewalt nicht heilbar ist.* Nagel und Kimche, München.
170 Spitzer, R.L. (2003). *Can some Gay Men and Lesbians change their sexual Orientations?* In: Arch. Sex. Behavior 32, 403–417.
171 Steck, N. et al. (2021). *COVID 19: ein geschlechtsbezogener Blick auf die Pandemie.* In: Swiss Medical Forum 2, 3–4.
172 Steininger, T.R. (1993). *Konfession und Sozialisation.* Vandenhoeck u. Ruprecht, Göttingen.
173 Stoll, M. (2018). *Von der Familie zum Suizid gedrängt.* In: Sonntagszeitung, 26.08.2018.
174 Storey, A. E. et al. (2000). *Hormonal Correlates of Paternal Responsiveness in New and Expectant Fathers.* In: Evolution and Human Behavior 21, 79–95.
175 Straumann, F. (2020). *„Alles stürzt sich auf die Psychiatrie". Interview mit Prof. E. Seifritz.* In: Basler Zeitung, 31.01.2020.
176 Studer, R. (2008). *Männer sind auch Opfer.* In: Basler Zeitung, 16.01.2008.
177 Tanner, M. (2014). *„Das-weiss-doch-jeder" Geschichten.* In: Schweiz. Ärztezeitung 95, 54–55.
178 Thahurta, R. G. et al. (2012). *Nature of Sexual Dysfunctions in major depressive disorder and its impact on quality of life.* In: Indian J. Psychol. Med. 34, 365–370.
179 Thomas, K. (1964). *Handbuch der Selbstmordverhütung.* Enke Verlag, Stuttgart.
180 Thomas, K. (1970). *Die künstlich gesteuerte Seele.* Enke Verlag, Stuttgart.
181 Toman, E. (2011). *Sex und Seele.* Zytglogge Verlag, Oberhofen am Thunersee.
182 Trautmann-Villalba, P. (2020). *Auch Männer sind betroffen.* In: Leading Opinions Neurologie und Psychiatrie 2, 35–37.
183 Trümpy, H. (1978). *Haar- u. Barttracht als Ausdruck der Weltanschauung.* In: Sandoz Bülletin 48, 26–34.
184 Tschan, W. (2005). *Missbrauchtes Vertrauen.* Karger Verlag, Basel, 2. neu bearbeitete und erweiterte Auflage.
185 Vieira, P. R. et al. (2020). *The increase in domestic violence during the social isolation: what does it reveal?* In: Rev. Bras. Epidemiol. 23.
186 Vollmar, K. (2010). *Handbuch der Traumsymbole.* Wilhelm Heyne Verlag, München, 3. Auflage.
187 Von Matt, Mc Allester (2009). *Das Magazin*, Nr. 43, 31–39. 30.10.2009.
188 von Suttner, B. (1919). *Die Waffen nieder!* Verlag Berlin Wien, Berlin.
189 Walker, M. (2018), *Das große Buch vom Schlaf.* Wilhelm Goldmann Verlag, München.
190 Wedekind, F. (2000). *Frühlings Erwachen.* Philipp Reclam jun., Stuttgart.
191 Wei-Hsi Chan, L. et al. (2018). *Amitriptyline and Sexual Function: A Systematic Review Updated for Sexual Health Practice.* In: Am. J. Men Health 12, 370–379.
192 Weinzierl, U. (2015). *Stefan Zweigs brennendes Geheimnis.* Paul Zsolnay Verlag, Wien.
193 Widmer, S. (2020). *Für sie ist Homosexualität nur ein Symptom.* In: Basler Zeitung, 22.05.2020.
194 Wiersbe, W. W. (2003). *Sei echt. Studien des Alten Testaments.* 1. Mose 25–50. Christl. Verlagsgesellschaft, Dillenburg.

195 Wiersbe, W. W. (2007). *Sei erfolgreich. Studien des Alten Testaments. 1. Samuel.* Christl. Verlagsgesellschaft, Dillenburg.

196 Wiget, Y./Füllemann, L. (2021). *In der Krise steigt die Suchtgefahr.* In: Basler Zeitung, 11.02.2021.

197 Witte, F. (2017). *Weder zu nah noch zu fern.* In: Leading Opinions Neurologie und Psychiatrie 1, 37–38.

198 Woggon, B. (2005). *Behandlung mit Psychopharmaka.* Verlag Hans Huber, Bern, 2. vollständig überarbeitete und erweiterte Auflage.

199 Wüst, A. (2020). *Piff Paff Puff. Prostitution in der Schweiz.* Echtzeit Verlag, Basel, 2. Auflage.

200 Yalom, M. (1998). *Eine Geschichte der Brust.* Econ Verlag, München/Düsseldorf.

201 Zihlmann, J. (2005). *Die Zeitschrift „Beobachter" sucht junge Patientinnen.* In: Schweiz. Ärztezeitung 22.

202 Zweig, St. (1952). *Die Heilung durch den Geist.* S. Fischer Verlag, Frankfurt a. M.

203 Zweig, St. (1954). *Unvermutete Bekanntschaft mit einem Handwerk.* In: Ders.: Brennendes Geheimnis. S. Fischer Verlag, Frankfurt a. M., 167–214.

204 Zweig, St. (1955). *Die Welt von gestern. Erinnerungen eines Europäers.* S. Fischer Verlag, Frankfurt a. M.

205 Zweig, St. (1984). *Tagebücher.* S. Fischer Verlag, Frankfurt a. M.